日常歯科診療における
口腔病変の診断と治療

―部位別記載による即時対応マニュアル―

第2版

堀越　　勝

木村　義孝

株式会社 学建書院

改訂序

　「日常歯科診療における口腔病変の診断と治療」は1996年9月の出版以来7年を経過した．その間，多くの先生方から丁寧なご指導や貴重なご意見を戴きました．厚くお礼を申し上げます．

　今回は，新項目として口腔解剖のエッセンスをきわめて解りやすく図解し，口腔病変の診断と治療に関する技量の更なる向上に役立つよう心がけた．また，本書の利便性を高めるために，潜在的症例として見逃せないと思われるカルシウム拮抗薬による歯肉増殖症およびフェニトイン歯肉増殖症を追加記載した．また口蓋に好発する腫瘍や口腔顔面領域に急速に水疱やびらんが発現し，重症化しやすい，ウイルス性疾患である顔面の帯状疱疹も提示した．日常診療で手もとに置いて活用していただければ，幸甚の至りである．

2003年11月

堀越　勝
木村　義孝

はじめに

　一般歯科診療では，保存・補綴疾患が大半を占めることは言うまでもない．しかし，全体のおよそ20％は，口腔粘膜などの軟組織疾患，歯原性炎症性疾患，嚢胞性疾患，あるいは顎関節症など，いわゆる口腔外科的疾患である．臨床医はしばしば，これら多彩な病変への的確な対応に迫られる．これらの症例に直面したとき，すみやかに，かつ円滑に対処し，患者の信頼を，より一層高めるためには，口腔病変の診断と治療のマニュアルが求められる．

　著者らは，日常遭遇する多くの口腔疾患の明確な病態写真を示し，各疾患の検索性を高めるために病変を部位別に記載した．また，それらの疾患について診断と治療が迅速に進められるように簡潔，具体的に述べた．さらに，発生の頻度は高くないが，歯科診療において重要な腫瘍性疾患などもとりあげた．なお，近年，書籍は大型化傾向にあるが，あえてハンディに仕上げたのは，常時手元に携え，日々の診療に少しでも役立たせて戴きたいと考えたからである．

　おわりに，本書の刊行に当たり，ご尽力いただいた学建書院の益子邦夫代表取締役ならびに，隠岐徹編集部長に感謝し，お礼を申し上げる．

1996年8月

堀　越　　　勝
木　村　義　孝

目　次

1 口腔の定義 ——————————1

2 歯の発生および顎口腔の解剖 ——————5
〔歯の発生〕
　歯の発生 ——————————5
　歯の萌出 ——————————5
〔顎口腔の解剖〕
　顎口腔の骨 ——————————5
　顎関節 ——————————10
　顎口腔の血管 ——————————10
　顎口腔のリンパ節 ——————————12
　顎口腔の神経 ——————————14
　顎口腔の筋肉 ——————————17
　唾液腺 ——————————21

3 口唇の病変
　口唇ヘルペス ——————————24
　口角口唇炎（口角びらん） ——————————26
　再発性アフタ ——————————28
　剥離性口唇炎 ——————————30
　Peutz－Jeghers症候群 ——————————32
　粘液囊胞（貯留囊胞） ——————————34
　血管腫 ——————————36

v

4 舌の病変

- 再発性アフタ ——— 40
- 舌痛症 ——— 42
- 地図状舌 ——— 44
- 溝状舌 ——— 46
- 毛舌（黒毛舌） ——— 48
- 正中菱形舌炎 ——— 50
- Plummer–Vinson 症候群 ——— 52
- Sjögren 症候群 ——— 54
- Blandin–Nuhn（腺）囊胞 ——— 56
- 舌強直症（舌小帯短縮症） ——— 58
- 線維性ポリープ ——— 62
- 血管腫 ——— 64
- 白板症 ——— 66
- 舌結核 ——— 70
- 舌癌 ——— 72

5 歯肉の病変

- メラニン色素沈着 ——— 76
- 歯肉炎 ——— 78
- カルシウム拮抗薬による歯肉増殖症 ——— 80
- フェニトイン歯肉増殖症 ——— 81
- 再発性アフタ ——— 82
- 褥瘡性潰瘍 ——— 84
- 義歯性線維腫 ——— 86
- 浸潤麻酔刺入部の歯肉潰瘍 ——— 88
- 歯肉膿瘍 ——— 90
- 歯瘻 ——— 93

エプーリス ─────────── 96
　　　白板症 ──────────── 99
　　　歯肉癌 ──────────── 102
　　　白血病による歯肉出血 ─────── 106

6　歯および歯槽部の病変
　　　歯の破折 ─────────── 110
　　　歯の脱臼および歯槽骨骨折 ───── 112
　　　下顎隆起（外骨症）──────── 116
　　　ドライソケット ──────── 118
　　　智歯周囲炎 ───────── 120
　　　歯根嚢胞 ───────── 122

7　頰粘膜の病変
　　　Fordyce 斑 ────────── 126
　　　扁平苔癬 ───────── 127
　　　白板症 ──────── 129
　　　線維性ポリープ ───────── 132
　　　褥瘡性潰瘍 ──────── 134
　　　乳頭腫症 ────────── 136

8　口蓋の病変
　　　口蓋膿瘍 ─────────── 140
　　　口蓋隆起（外骨症）──────── 142
　　　線維性ポリープ ───────── 144
　　　乳頭腫 ─────────── 146
　　　多形性腺腫 ──────────── 148
　　　腺様嚢胞癌 ─────────── 149

9 口底の病変

- 口底炎 —————————————— 152
- 顎下腺唾石症 ———————————— 156
- ガマ腫 ——————————————— 158

10 顎骨の病変

- 上顎骨骨炎 ————————————— 162
- 下顎骨骨炎 ————————————— 165
- 慢性硬化性骨髄炎 ——————————— 168
- 顎放線菌症 ————————————— 170
- 上顎骨骨折 ————————————— 173
- 下顎骨骨折 ————————————— 176
- 濾胞性歯嚢胞 ———————————— 180
- 歯牙腫 ——————————————— 184
- エナメル上皮腫 ———————————— 186
- 線維性骨異形成症 ——————————— 189

11 上顎洞の病変

- 歯性上顎洞炎 ———————————— 194
- 術後性上顎嚢胞 ———————————— 197
- 貯留嚢胞 —————————————— 200
- 上顎洞癌 —————————————— 202

12 顎関節症 ————————————— 205

13 三叉神経痛 ———————————— 211

| **14** | 顔面神経麻痺 | 213 |
| **15** | 帯状疱疹 | 216 |

❖

その他の口腔疾患の知識と資料

口腔領域のウイルス性疾患 ——————————————27
口腔領域にみられるビタミン欠乏症状 ————————31
口腔領域に関連のあるおもな症候群 —————————38
口腔領域用軟膏および貼付薬等 ———————————43
含嗽剤一覧表 ——————————————————45
日常歯科診療においてとくに頻度の高い
　口腔外科的疾患 ————————————————47
血中の HBV 関連抗原・抗体の臨床的意義 ——————57
院内感染予防対策 ————————————————63
口腔に症状を現すおもな血液疾患および
　出血性素因 ——————————————————74
歯性感染症のおもな起炎菌 ————————————92
歯科で使用頻度の高い内服抗菌剤 —————————95
歯科で使用頻度の高い消炎鎮痛剤 —————————98
口腔癌（扁平上皮癌）の部位別発生頻度 ——————105
口腔外科の手術，療法 ——————————————108
今日の歯の再植術および移植術 ——————————115
歯科治療において注意すべき感染症 ————————135
口腔領域の非歯原性良性腫瘍および類似疾患 ————138
歯科医院に常備すべき救急セット ——————————150
歯科治療にみられる全身的不快症状と
　その一次対応 —————————————————150

WHO による歯原性腫瘍の分類（1992）────────188
顎骨やそのほかの骨に異常を示す疾患 ────────191
歯原性嚢胞の分類 ────────192

参考図書・文献────────218
索引────────219

1 口腔の定義
definition of oral cavity

　口腔は，咀嚼，嚥下，発音および呼吸などの機能を有し，口唇，頰，舌，口蓋，歯，歯周組織，顎骨，唾液腺，筋肉およびそれらに分布する血管や神経などで構成される．

　口腔の範囲は，前方は口唇，側方は頰粘膜，上方は硬口蓋，下方は舌および口底である．また，後縁は口蓋舌弓と舌の有郭乳頭を結ぶ領域で，それより後方および軟口蓋は中咽頭である．

　口唇は上唇と下唇とに区別され，それぞれ皮膚部，移行部および粘膜部とから構成される．上唇皮膚部正中の溝状の浅い凹みを人中という．皮膚部と粘膜部の移行部は，角化あるいは重層扁平上皮で被覆され，赤唇とよばれ，その正中部分には，やや盛り上がった上唇結節がある．上下唇の粘膜部は口腔前庭の前壁をなし，粘膜下には小唾液腺が存在する．上唇と下唇の移行部を唇交連というが，この部分は一般に口角とよばれている．

　頰は，外面は皮膚，内面は粘膜で口腔の側面を構成する．頰粘膜は歯肉頰移行部を経て歯槽突起を覆う歯肉粘膜となり，上下顎の歯肉縁に終わる．第二大臼歯相当部の頰粘膜には耳下腺開口部があり，わずかに隆起し，耳下腺乳頭とよばれる．

　舌は，舌尖，舌体，舌根の3部を区別する．舌尖と舌体の明らかな境界はないが，舌体と舌根は有郭乳頭のすぐ後方にあるV字形の浅い溝，すなわち分界溝によって区別される．分界溝の正中でV字形の頂点には陥凹がみられ，これを舌盲孔という．舌体の先端を舌尖，上面を舌背，側面を舌縁，下面を舌下面という．舌背には糸状乳頭が密生し，さらに茸状乳頭が散在する．

　舌縁後方には葉状乳頭がある．舌背後縁には有郭乳頭が並び，これより

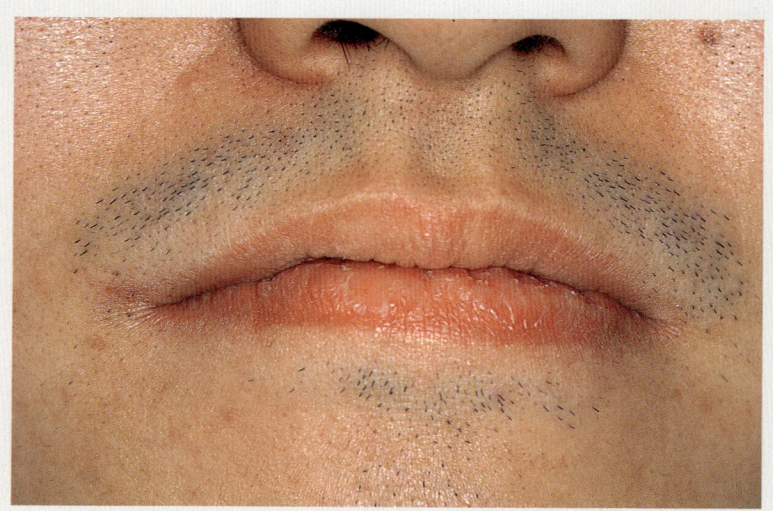

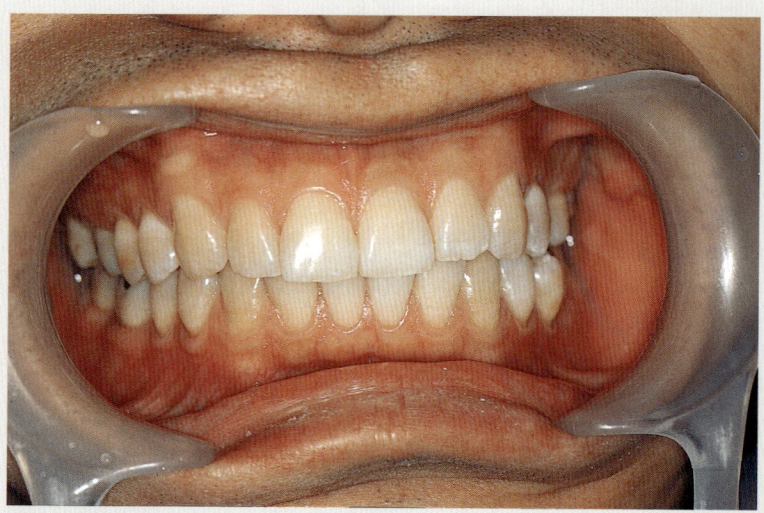

1 口腔を示す

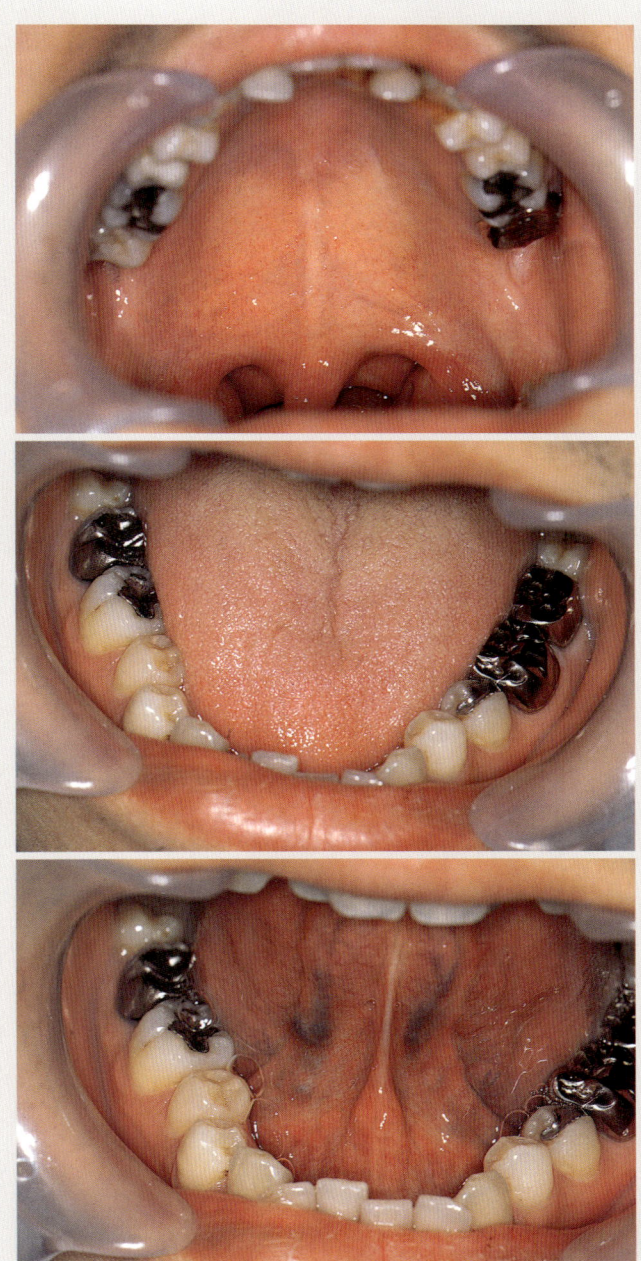

口腔の定義

後方は舌根といわれ，舌扁桃が存在する．舌下面正中には口底に及ぶ薄い膜状のヒダがあり，これを舌小帯とよぶ．

口底は，口腔の下壁であり，口底粘膜は舌下面から移行的にハート型に近い広がりを示し，下顎歯槽突起の舌側面を覆う歯肉粘膜となり，歯肉縁に終わる．口底の正中部には舌小帯の下端があり，その両側には舌下腺による堤状のわずかな"たかまり"，すなわち舌下ヒダがある．舌下ヒダの正中側は小丘状であり，ここに顎下腺ならびに舌下腺が対をなして開口する．

口蓋は，口腔の上壁であり，硬口蓋と軟口蓋に分けられる．前方部を硬口蓋といい，内部に口蓋骨水平板と上顎骨口蓋突起を含む．硬口蓋粘膜は，上皮は角化を示し，硬く，非可動性であり，上顎口蓋側歯肉に移行する．硬口蓋の後方部の粘膜下には小唾液腺が存在する．口蓋の後方部は軟口蓋で，軟口蓋は部位的には中咽頭に属する．軟口蓋は骨性の支柱はなく，軟らかく，可動性である．粘膜下には筋肉および小唾液腺がある．軟口蓋の正中後端部には乳頭状に突起した口蓋垂がある．口蓋垂の側方には両側性に2本のひだが下方に走行する．前方は口蓋舌弓で，舌根に向かう．また，後方は口蓋咽頭弓で咽頭側壁に移行する．この2本のひだのあいだは陥凹し，ここに口蓋扁桃をいれる（図❶）．

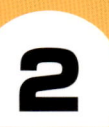

歯の発生および顎口腔の解剖

genesis of teeth and anatomy of oromaxillofacial region

1. 歯の発生　genesis of teeth

1）歯の発生　genesis of teeth

歯の発生は胎生6週の頃の歯堤の出現によって始まる．歯堤は口腔上皮の増殖，肥厚であり馬蹄形を呈する．胎生8週になると，歯堤の下面から上下顎にそれぞれ10個の乳歯胚が形成される．胎生5か月頃になると，各乳歯胚の歯堤の一部が伸び出しそれぞれの乳歯と交換する代生歯の歯胚が形成される．すなわち代生歯とは前歯から小臼歯までの永久歯を指す．大臼歯は顎骨後方に延びた歯堤の肥厚として発生する．第一大臼歯の原基は胎生17週頃，第二大臼歯は胎生9〜10か月また第三大臼歯は生後5か年頃にそれぞれの原基が発生する．

2）歯の萌出　eruption of teeth

歯の萌出は生後およそ6〜8か月に下顎乳中切歯から始まる．その後上顎乳中切歯が萌出し，1か月程度の遅れで下顎乳側切歯，上顎乳側切歯と続く．また，6歳で第一大臼歯が萌出する．その後は乳歯と永久歯が口腔内に混在する混合歯列となる．混合歯列は一般的には10〜12歳で上顎第二乳臼歯から第二小臼歯への交換で終了する．

2. 顎口腔の解剖　anatomy of oral and maxillofacial region

1）顎口腔の骨　bones of oral and maxillofacial region

①上顎骨　maxilla

左右対性であり，正中口蓋縫合と上顎間縫合により結合して上顎の骨格を形成する．上顎骨は体，前頭突起，頰骨突起，歯槽突起および口蓋突起の5部からなる．

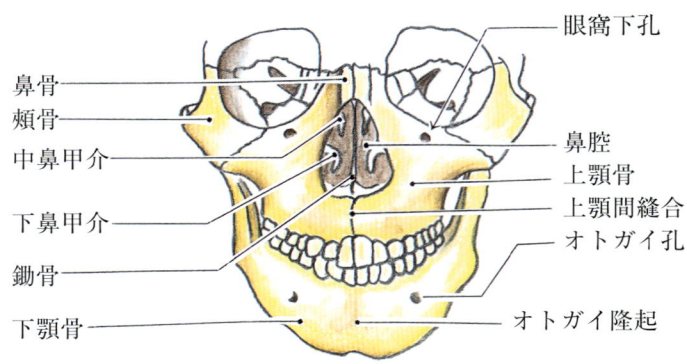

2 頭蓋正面

　体は中央部を占め，なかに上顎洞をいれている．上顎洞は副鼻腔の1つで，体の内側面にある上顎洞裂孔によって鼻腔に開いている．体の前面には眼窩縁の下方に眼窩下孔があり，ここから眼窩下動脈（顎動脈の枝），静脈および眼窩下神経（上顎神経すなわち三叉神経第Ⅱ枝）が出る．内側縁には鼻切痕があり反対側のものとともに梨状口を囲んでいる．

　体の後外側面はやや凸面を示し，上顎結節とよばれる．ここに数個の小さな歯槽孔があり，歯槽孔からは上顎神経の枝が入り，これは上顎大臼歯に分布する．体の上面は眼窩の下壁をなしており，その後部にほぼ前後に走る眼窩下溝があり，前進するにしたがって骨面下に没して眼窩下管となり眼窩下孔に開いている．

　前頭突起は体の前上内側隅から上方に出ている突起で，鼻根の外側部をなす．

　頬骨突起は頬骨に向かって出ている突起で，三角形の断面で頬骨と接する．頬骨はその後方で側頭骨の頬骨突起と縫合され，頬骨弓を形成する．頬骨弓の内側は側頭窩となり，ここは側頭筋を埋める．頬骨弓には咬筋の起始部が付着する．

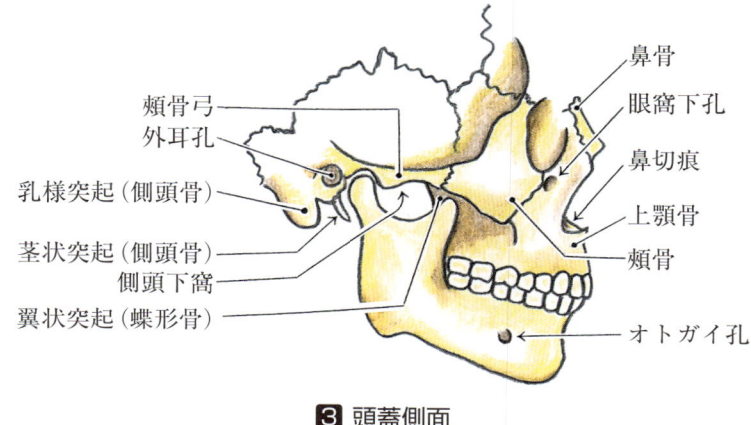

3 頭蓋側面

　歯槽突起は体から下方に向かって堤防状に隆起している弓形の部分で，左右のものが合して馬蹄形を呈し，その下面には歯根をいれる陥凹部すなわち歯槽がある．

　口蓋突起は体から内方に向かって水平に出る板状の突起で，左右が正中口蓋縫合で接して骨口蓋の前部をつくる．突起の前部には鼻腔面から入って前下方に走る切歯管がある．切歯管はその内部に中隔後鼻動静脈，鼻口蓋神経を含む．切歯管は下方で左右が合して1管となり，骨口蓋の口腔面の正中部に開く．この開口部を切歯孔という．切歯孔は臨床的には正中部で切歯歯肉縁から約 10 mm 後方である．骨口蓋の後部は口蓋骨の水平板により形成される．口蓋骨は上顎骨の後ろに接着する L 字型の骨で，鉛直板と水平板とからできている．口蓋骨水平板と上顎骨口蓋突起の後方外側部の接合部には大口蓋孔があり，そこから同名の血管および神経が口腔粘膜に分布する．大口蓋孔は臨床的には智歯後方部の鉤切痕（hamular notch）の内側手前 10 mm 程度の部分にある（図 **2**，**3**，**4**）．

　鉤切痕は，蝶形骨翼状突起の内側板の下端に存在する翼突鉤（hamulus pterygoideus）（図 **4**）と上顎骨後縁のあいだに相当する粘膜面のくぼみで，臨床的には，上顎義歯後縁封鎖のためのポストダム設定の指標となる．

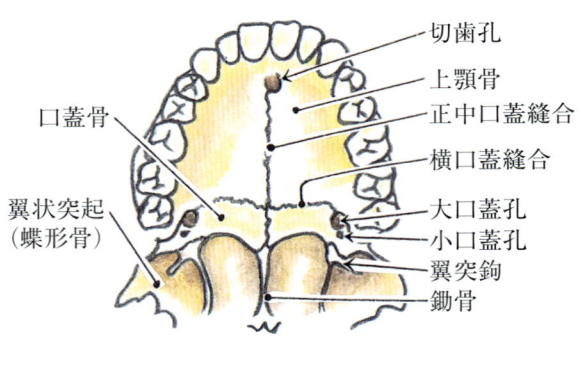

4 口蓋

②下顎骨　mandible

　下顔部を占めている馬蹄形の長管骨で，これを体と枝の2部に区別する．
　下顎体は下顎骨の中央部を占める放物線状の彎曲部で，本来は左右両部からできているが，生後1～2年の間に癒着して1つの骨になる．上縁部を歯槽部という．体の前面正中線の両側にはオトガイ結節があり，そのやや上方正中線上にオトガイ隆起がある．下顎体の外側面で，第二小臼歯の下方にはオトガイ孔があり下顎管の前口をなす．オトガイ孔からは同名の血管および神経が下唇部に分布する．下顎骨の内面正中部にはオトガイ棘という小突起がありこの部分にオトガイ舌骨筋の起始部が付着する．オトガイ棘のやや後方には顎二腹筋窩があり，ここに顎二腹筋の前腹の起始部がつく．下顎体の内側で中央から後方に向かって線状の骨の隆起すなわち顎舌骨筋線があり，ここに顎舌骨筋の起始部が付着する．顎舌骨筋線のすぐ下方には，これと平行に走り下顎孔に達する顎舌骨筋神経溝があり，顎舌骨筋神経および同名の動静脈の通路となる．これらの神経および血管は下歯槽神経および下歯槽動静脈が下顎孔に入る直前に分岐したものである．顎舌骨神経溝は，それが下顎孔に接する部位では，蝶形骨棘付近から起こった蝶下顎靱帯がこの溝をまたぐ形で付着する．

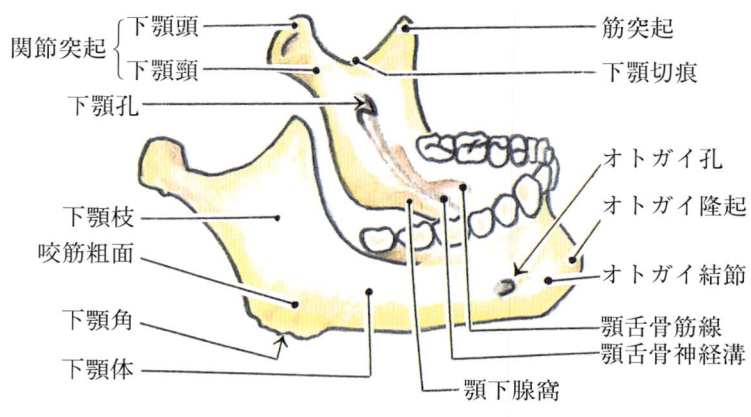

5 下顎骨

　下顎枝は下顎体の後上方に続く扁平な部分で，その下部は下顎体の後端とともに下顎角をつくっている．下顎角の外面は咬筋粗面とよばれ，ここに頰骨弓とその付近から起こった咬筋が付着する．下顎角内面には翼突筋粗面があり，ここに翼状突起外側板の内側から起こった内側翼突筋が停止する．下顎枝の内面にはそのほぼ中央に下顎孔があって下顎管の入り口をなしている．下顎管は下顎孔から始まり下顎骨の内部を前下方に貫通し，オトガイ孔で下顎体の外面に開く．下顎管内には下歯槽神経および同名の動静脈が通る．

　下顎枝の上端には前に筋突起，後ろには関節突起があり，そのあいだに下顎切痕をはさんでいる．筋突起は側頭筋の付着部をなす．関節突起は下顎頸と下顎頭とに区別される．下顎頸には蝶形骨大翼，側頭下稜ならびに翼状突起外側板から起こり下顎頸の前面および顎関節包の内，外側および関節円板に停止する外側翼突筋が付着する．下顎頭は顎関節の関節頭をなす（図 **2**, **3**, **5**）．

歯の発生および顎口腔の解剖　9

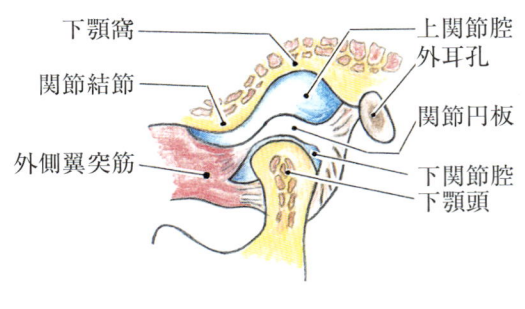

6 顎関節

2）顎関節　temporomandibular joint

頭蓋にある唯一の関節で，側頭骨の下顎窩と下顎骨の下顎頭とのあいだにつくられる．関節包は窩の周囲から起こり，漏斗状に下顎頸に集合し，下顎骨と頭蓋を連結している．関節腔は鞍状の関節円板によって上下に二分される．関節円板の前部は関節包を欠き，上部は下顎窩の直前の関節結節の前縁，下部は下顎頭の関節面前縁につく．また外側翼突筋，咬筋，側頭筋の一部線維が関節円板の前部に付着している．関節包は側頭骨の頬骨突起から起こり，これのすぐ外面を被う外側靱帯により補強されている．関節包の内側には，蝶形骨棘ならびに錐体鼓室裂辺りから起こり下顎小舌につく蝶下顎靱帯，および茎状突起から起こり下顎角後縁内面につく茎突下顎靱帯があり，これらが顎関節を間接的に補強している．顎関節に分布する動脈は浅側頭動脈および顎動脈の枝である．また，これの支配神経は三叉神経第Ⅲ枝（下顎神経）の枝である耳介側頭神経および咬筋神経の分枝である（図 **6**）．

3）顎口腔の血管　blood vessel of oral and maxillofacial region

外頸動脈　external carotid artery

顎口腔領域の動脈は眼動脈を除きすべて外頸動脈支配である（眼動脈は

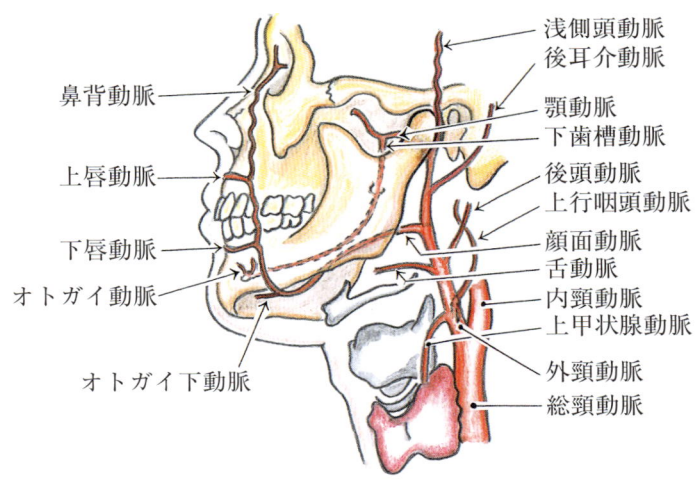

図7 顎口腔の血管

内頸動脈の唯一の終枝である)．

　総頸動脈は胸鎖乳突筋前縁の内側で，舌骨の高さで内頸動脈と外頸動脈とに分かれる．外頸動脈は分岐後内頸動脈のすぐ前方を上行し下顎頸付近の内側で顎動脈と浅側頭動脈の2本の終枝に分かれる．上顎臼歯部に分布する後上歯槽動脈や上顎前歯部に分布する前上歯槽動脈および下顎の歯に分布する下歯槽動脈は顎動脈の分枝である．外頸動脈は内頸動脈との分岐から顎動脈までのあいだで，その前壁から3本，内壁から1本，後壁から2本の合計6本の枝を出す．前壁から出る枝は外頸動脈の最下方の分岐である上甲状腺動脈，ついで舌動脈，顔面動脈の順である．顔面動脈は下顎角の前方2横指付近の皮下でその拍動を触診する．内壁から出る枝は上行咽頭動脈でこれは上甲状腺動脈とほぼ同じ高さから起こる．後壁から起こる枝は後頭動脈および後耳介動脈である（図7）．

　静脈はおおむね動脈と伴走するものと考えてよい．

4）顎口腔のリンパ節　lymph nodes of oral and maxillofacial region

リンパ節はリンパ管の経路中に形成される有被膜性のリンパ組織で，一般に扁平で卵円形ないし腎臓形を示す．頸，腋下，鼠径など体の特定部位にとくに発達する．顎口腔の所属リンパ節は頸部リンパ節とされる（日本頭頸部腫瘍学会による頭頸部癌取り扱い規約，1982年），オトガイ下リンパ節，顎下リンパ節，前頸部リンパ節，側頸リンパ節に分類される．

顎口腔の炎症では主として顎下リンパ節やオトガイ下リンパ節が腫れ，疼痛を伴う．また風疹，麻疹，伝染性単核症などのウイルス性疾患あるいは結核や梅毒などの特異性炎でも頸部リンパ節の腫脹をきたす．一方，顎口腔の悪性腫瘍の転移の場合は，多くは無痛性で，固く腫大し，やがて周囲組織と癒着する．悪性腫瘍の所属リンパ節転移の部位，個数，大きさなど（N）は，予後との関連が深いために癌の臨床的分類であるTNM分類（UICC：国際対癌連合，1987年，1997年，2002年）で癌の原発巣の大きさ（T）および遠隔転移（M）などとともに判定基準が定められている．

顎口腔の所属リンパ節の分類の詳細は次のようである（図 **8**　浅頸リンパ節は除く）

①オトガイ下リンパ節

広頸筋と顎舌骨筋のあいだで下顎骨，舌骨，顎二腹筋前腹に囲まれた部位のリンパ節である．

②顎下リンパ節

広頸筋と顎舌骨筋のあいだで，下顎下縁と顎二腹筋の前，後腹に囲まれた顎下三角部に存在するリンパ節である．

③前頸部リンパ節

頸動脈鞘，舌骨，胸骨上縁，鎖骨柄上縁に囲まれた部分のリンパ節である．

④側頸リンパ節

ⅰ) 浅頸リンパ節

外頸静脈に沿ったリンパ節で通常，外頸静脈の上方部にしか認められな

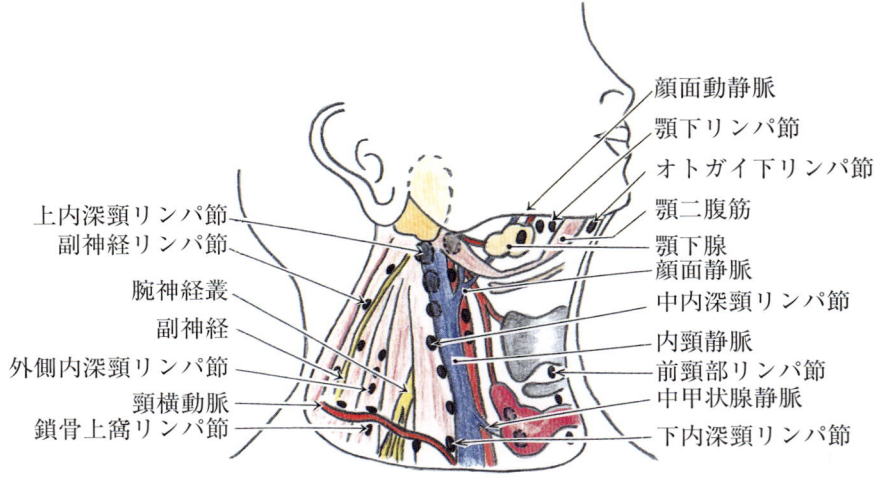

8 頸部リンパ節（浅頸リンパ節を除く）

い．

　ii）深頸リンパ節

　　a）上内深頸リンパ節

　顔面静脈の分岐より上方の内頸静脈に沿ったリンパ節で上限は顎二腹筋の後腹の内側最上方にあり，これはキュットナー（Küttner）の principal node とよばれる．

　　b）中内深頸リンパ節

　顔面静脈と中甲状腺静脈の高さで内頸静脈の周囲にある．

　　c）下内深頸リンパ節

　中甲状腺静脈から鎖骨下静脈までのあいだで，内頸静脈の周囲にある．

　　d）外側内深頸リンパ節

　中内深頸リンパ節と副神経リンパ節とあいだの部分に存在する．

e）鎖骨上窩リンパ節

頸横動静脈に沿って存在するリンパ節で，別名 scalene（斜角筋）nodes ともよばれる．

f）副神経リンパ節

副神経に沿ったリンパ節で僧帽筋の前縁より前方にある．

顎口腔のその他のリンパ節として耳下腺リンパ節があり，耳下腺に接し，あるいは耳下腺内部に存在する．

5）顎口腔の神経　nerves of oral and maxillofacial region
①三叉神経　trigeminal nerve

第Ⅴ脳神経で知覚部と運動部からなる混合神経であり知覚性の部分を知覚根，運動性の部分を運動根という．両根は後脳の橋の外側から起こり，蝶形骨体の後外側で三叉神経節（半月神経節あるいは外科医 A.P.Gasser の名をとってガッセル神経節ともいう）をつくり，眼神経，上顎神経および下顎神経の3枝に分かれる．知覚部は頭部，顔面の皮膚，視覚器，鼻腔および口腔の粘膜，歯髄ならびに歯周組織に分布する．運動部は咬筋，側頭筋，外側翼突筋および内側翼突筋などの咀嚼筋ならびに顎舌骨筋，顎二腹筋前腹などを支配する．

眼神経は三叉神経の第Ⅰ枝で，頭蓋内で小脳テントにテント枝を出したのち，上眼窩裂より眼窩に入り涙腺神経，鼻毛様体神経，前頭神経に分かれる．前頭神経は眼窩上縁の前頭切痕を通って前頭部の皮膚に分布する．

上顎神経は三叉神経の第Ⅱ枝で，頭蓋内で硬膜枝を髄膜に与え，正円孔を通って翼口蓋窩に出て，下眼窩裂から眼窩に入り，頬骨神経を出したのちに眼窩下神経となり，上顎の歯に対して上歯槽神経を配する．

下顎神経は三叉神経の第Ⅲ枝で，下顎から側頭部にかけての知覚を司るとともに，咀嚼筋の運動を支配する神経で，三叉神経のなかを走る運動性線維はすべてこの神経のなかに入る．下顎神経は卵円孔を通って側頭下窩に出るが，そこで分枝した硬膜枝は棘孔を通って頭蓋腔に戻り髄膜に分布

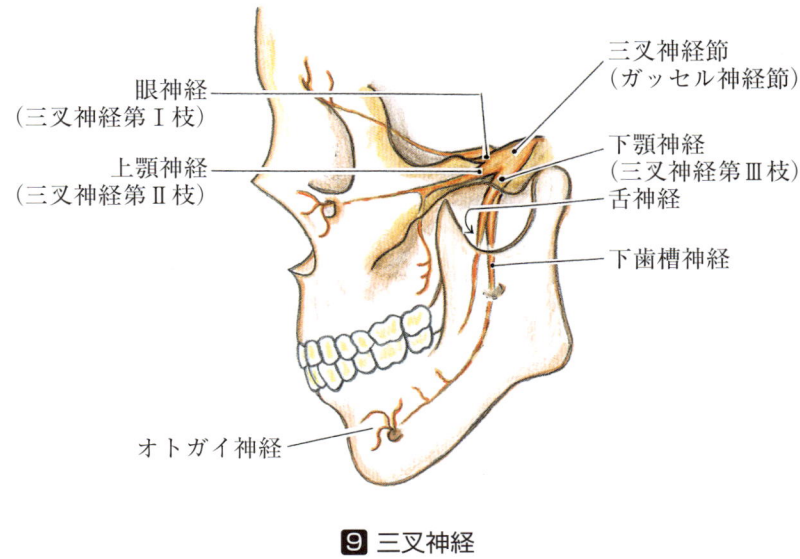

図 9 三叉神経

する．また側頭下窩で咀嚼筋に対し，それぞれ咬筋神経，深側頭神経，外側翼突筋神経，内側翼突筋神経を出し，それらの運動を支配する．また頬神経を出し，頬部の知覚を司る．後方に向かっては耳介側頭神経を出し，その下方で舌に対して舌神経を与えるが，舌神経には顔面神経の枝で味覚や唾液分泌を司る鼓索神経が合流しており，舌の前 2/3 の味覚および顎下腺，舌下腺の分泌に関与する．舌神経が分岐したあとは下歯槽神経となるが，下顎孔に入る直前に顎舌骨筋神経運動枝を顎舌骨筋と顎二腹筋前腹に与える．下顎管内では下顎歯や歯肉，歯根膜などに知覚枝を送る．その後，オトガイ孔よりオトガイ神経を下顎前面の皮膚に分布する（図 9）．

②顔面神経　facial nerve

　第Ⅶ脳神経で主として顔面筋に分布してその運動を司る．しかし，この神経には分泌線維と味覚線維が含まれていて，これらの線維は初めのうちは運動性の線維とは明瞭に区別される別の束をなしているので中間神経と名づけられている．

　第Ⅷ脳神経である内耳神経とともに内耳道に入り，その道底で内耳神経と分かれて顔面神経管に入り，すぐに膝神経節をつくって直角に後方に曲がり，鼓室の後壁のなかを弓状に下方に走り，茎乳突孔から頭蓋の外に出て，耳下腺の深葉と浅葉のあいだを通り，そこで側頭枝，頬骨枝，頬枝，下顎縁枝，頸枝などの終枝に分かれる．

　耳下腺部の手術では顔面神経の本幹や各終枝の損傷による顔面神経麻痺の発生を未然に防がなければならない．また下唇の運動を支配する下顎縁枝は咬筋の表面を前方に走り，咬筋の前縁で下顎下縁部にまで下降するので，顎下腺の摘出など，この部分の皮切には注意が必要である（図❿）．

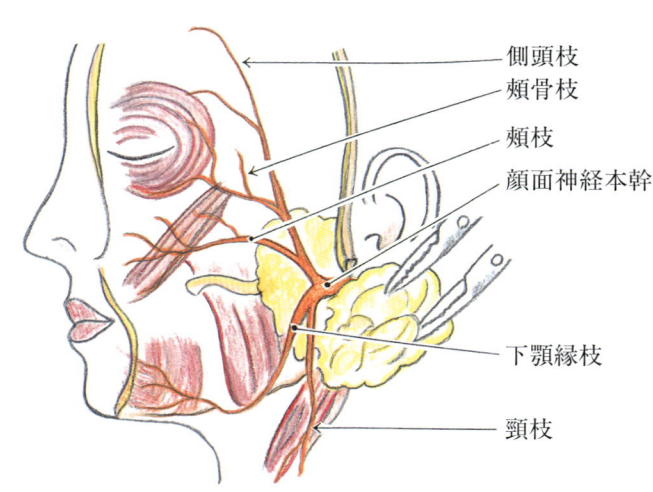

❿　顔面神経

③舌下神経　hypoglossal nerve

第XII脳神経ですべての舌筋に運動線維を送る．後頭骨の舌下神経管を貫いて頭蓋の外に出て，迷走神経，内頸動脈，外頸動脈などの外側を弧を描いて前下方に横ぎり，すべての舌筋およびオトガイ舌骨筋に分布する．

④舌咽神経　glossopharyngeal nerve

第IX脳神経で，主として舌と咽頭に分布し，その知覚，運動，分泌を司る．ただし，舌の運動は舌下神経の支配である．舌咽神経は頸静脈孔を通って頭蓋の外に出て，内頸動脈の外側を下り，舌枝と咽頭枝に分かれる．舌枝は舌の後1/3の味覚と知覚を司る．咽頭枝は咽頭粘膜の知覚，咽頭腺の分泌，咽頭筋の運動を支配している．

⑤副神経　accessory nerve

第XI脳神経で，運動性線維を有する．副神経は頸静脈孔の前部を通って頭蓋底から外に出て胸鎖乳突筋と僧帽筋に分布する．また口蓋筋，咽頭筋，喉頭筋などにも運動枝を送る．

6）顎口腔の筋肉　muscles of oral and maxillofacial region

①頭部の筋　muscles of head

i）顔面筋

頭蓋から起こって顔面の皮膚につき，これを動かして表情をつくることから表情筋ともいわれる．これらは独立したものではなく，相互に筋線維束が移行しているものが多い．顔面筋は眼瞼裂，耳介，鼻孔，口裂など顔面の皮膚にある孔の周囲に集まって，その開閉や変形を行うが，とりわけ口裂周囲の筋群の発達がよい．顔面神経支配である．

ⅱ) 咀嚼筋 (図 **11**)

咀嚼筋はすべて下顎に付着してその運動を行う．支配神経は下顎神経（三叉神経第Ⅲ枝）である．咬筋，側頭筋，外側翼突筋および内側翼突筋の4対である．

a) 咬筋

頰骨弓とその付近から起こって下顎角の外側面につく筋である．歯を噛み締めると下顎枝の外側面の皮下にこの筋の全体を触れることができる．咬筋の内側には顔面筋である頰筋がある．咬筋の前縁と頰筋の間は頰脂肪体が充たされている．

b) 側頭筋

頭蓋の側頭部から大きな起始をもって起こり，側頭窩を埋めて前下方に集まり，頰骨弓の内側を通って下顎骨の筋突起につく扇型の筋である．咬合時に側頭部の皮下に触診される．

c) 外側翼突筋

側頭下窩にある短円錐形の筋である．上，下の2頭を有し，上頭は側頭下稜および蝶形骨大翼の下面から起こり，下頭は翼状突起の外側板から起こってほぼ水平に，やや外側に向かい，途中で合して停止部では3頭に分かれて，下顎頸の前面，顎関節包の内，外側および関節円板に停止する．上，下2頭のあいだを頰神経と顎動脈が通っている．

d) 内側翼突筋

側頭下窩において外側翼突筋の下内側に存在する．浅，深2頭を有し，浅頭は上顎骨の上顎結節や口蓋骨の錐体突起から起こり，深頭は翼突窩や翼状突起外側板の内面から起こる．両者は合して下後外側に走り，下顎角内側面の翼突筋粗面に停止する．

②頸部の筋

ⅰ) 皮下頸筋　muscles of neck

広頸筋とよばれ，下顎部から起こり頸部の外側面を下って上胸部におよぶ薄い皮筋である．顔面神経支配である．

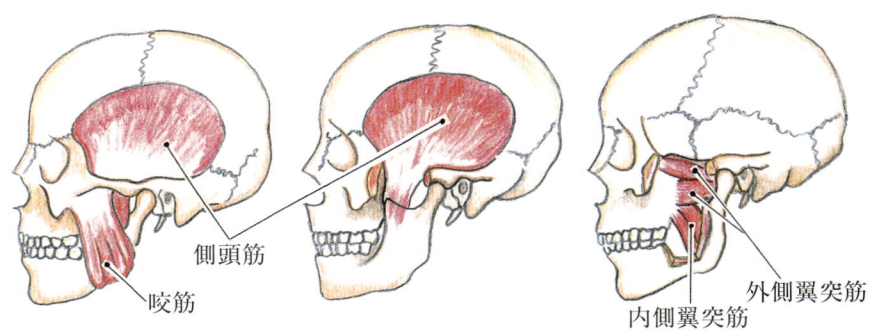

11 咀嚼筋

ⅱ) 側頸筋

胸鎖乳突筋であり，胸骨の上端と鎖骨の内側端とから起こり，側頸部を斜めに後上方に上って乳様突起につく2頭筋である．副神経支配である．

ⅲ) 前頸筋

前頸部において頸部内臓の前側にある筋群で，開口や閉口あるいは嚥下に関与する．すべて舌骨と関係があるので舌骨筋ともいい，舌骨より上方のものを舌骨上筋，下方のものを舌骨下筋という．

　a) 舌骨上筋

　　イ) 顎二腹筋

前後の両腹をもつ細長い筋で，後腹は乳様突起の内側から起こって，前下方に下り，前腹は下顎体の内面にある二腹筋窩から起こって後方に向かい，両腹は中間腱の部分で結合組織により舌骨の外側面に固定されている．神経支配は，前腹は三叉神経第Ⅲ枝の枝である顎舌骨筋神経で後腹は顔面神経である．

下顎下縁と顎二腹筋の前腹と後腹とで囲まれた部分は三角形を呈するので，顎下三角といい，ここに顎下腺および顎下リンパ節が存在する．

歯の発生および顎口腔の解剖　19

ロ）顎舌骨筋

下顎体の内面にある顎舌骨筋線から起こり，後方に走って舌骨につく筋で，正中で左右が合して扁平な板状をなし，オトガイ舌骨筋とともに口底を形成する．神経支配は三叉神経第Ⅲ枝の枝である顎舌骨筋神経である．

ハ）オトガイ舌骨筋

顎舌骨筋のすぐ上方を前後に走る細長い筋でオトガイ棘から起こって舌骨につき，顎舌骨筋とともに口底を形成する．舌下神経支配である．

ニ）茎突舌骨筋

茎状突起から起こり，顎二腹筋の後腹の内直前を斜めに下行して舌骨につく．顔面神経支配である．

b）舌骨下筋

イ）肩甲舌骨筋

上下両腹からなる細長い二腹筋である．下腹は肩甲骨の上縁から起こって鎖骨の後内側を斜めに内上方に走り，中間腱を経て上腹となり，舌骨につく．肩甲舌骨筋の上腹，胸鎖乳突筋の前縁および顎二腹筋の後腹に囲まれる三角形の領域を頸動脈三角といい，ここに総頸動脈，内頸静脈，迷走神経が分布し，総頸動脈はこの部分で内頸動脈と外頸動脈に分かれる．

ロ）胸骨舌骨筋

胸骨の上端から起こって舌骨につく．

ハ）胸骨甲状筋

胸骨舌骨筋の下層にあり，胸骨の上端から起こって甲状軟骨につく．

ニ）甲状舌骨筋

甲状軟骨から起こり舌骨につく短い筋である．

7）唾液腺　salivary glands

唾液を分泌する腺で，漿液性の唾液を産生するものを漿液腺，粘液性の唾液を分泌するものを粘液腺という．また，両者が混合しているものを混合腺という．口腔腺は小唾液腺と大唾液腺とに大別される．

①小唾液腺　minor salivary glands

口腔全般にわたってその粘膜下に存在する．半米粒ないし米粒大の小腺が散在する．各腺はそれぞれ独立した導管で口腔粘膜の表面に開いている．小唾液腺はその存在部位により以下のように名づけられる．

i）口唇腺

口唇の粘膜下にある混合腺である．

解剖学でいう口唇粘膜部は UICC（国際対癌連合）の口腔癌の臨床的な分類（TNM 分類，2002）では頰粘膜に入るので癌の部位的な分類を行うときは注意する．TNM 分類による口唇癌とは赤唇部あるいは唇交連の癌腫を指す．

ii）舌腺

分界溝の前後から舌根にかけて存在する．また，舌尖の下面に1対の混合腺があり，これは，とくに前舌腺（Blandin–Nuhn 腺）という．

iii）頰腺

頰粘膜下にある混合腺である．耳下腺管の開口部の周囲にあるものをとくに臼歯腺という．

iv）口蓋腺

口蓋粘膜の下に厚い層をなして密に存在する粘液腺である．

②大唾液腺（図 **12**）major salivary glands

耳下腺，顎下腺および舌下腺の3対であり，唾液は大きな導管によって口腔内に運ばれる．

i）耳下腺

外耳の前から下方にかけて広がる唾液腺で漿液腺である．上は頰骨弓に達し，下は下顎角に及び，前は咬筋の後縁をやや越える．また，後ろは下

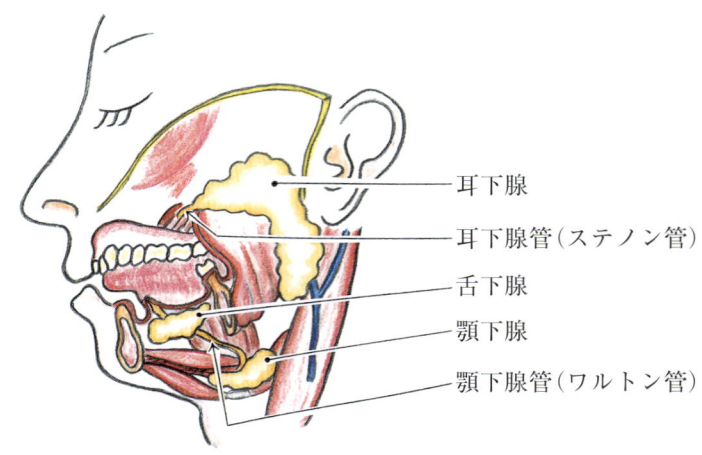

12 大唾液腺

顎枝の後縁を囲むようにして内方に進入している．導管を耳下腺管〔発見者の名をとりステノン（Stenon）管ともいわれる〕といい，腺の最上部において腺外に現れ咬筋の外側を前走してその前縁に達し，ここで内方に折れて頰筋を貫き，上顎第二大臼歯に向かい合った部分の頰粘膜に開口している．開口部は少し突出しており，これを耳下腺乳頭という．

　ii）顎下腺

　下顎下縁と顎二腹筋の前腹および後腹とに囲まれた部分すなわち顎下三角部にある．扁平で卵円形に近い形態を示す．混合腺であるが大部分は漿液腺である．顎下腺の排泄管である顎下腺管〔ワルトン（Wharton）管ともいわれる〕は腺の後端から発し，顎舌骨筋の後縁からその上面に舌下腺の上内方を前進し，舌下小丘に開口する．

　iii）舌下腺

　舌下ヒダの直下に存在する混合腺である．顎下腺とは顎舌骨筋により隔てられている．導管は数本あり最前の1本は顎下腺管とともに舌下小丘に開口し，ほかは舌下ヒダに開いている．

3 口唇の病変
lesions of lip

口唇ヘルペス　24
口角口唇炎（口角びらん）　26
再発性アフタ　28
剝離性口唇炎　30
Peutz–Jeghers 症候群　32
粘液囊胞（貯留囊胞）　34
血管腫　36

口唇ヘルペス
herpes labialis

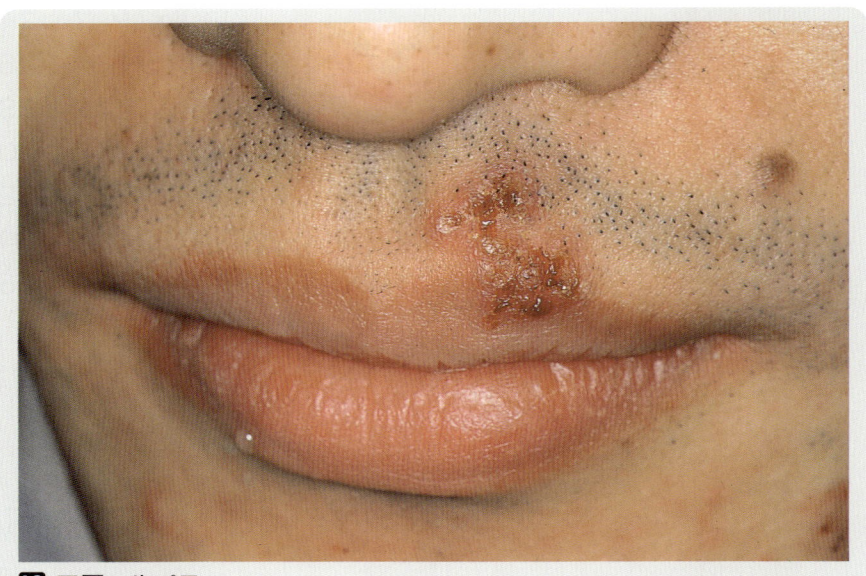

⓭ 口唇ヘルペス

症状 単純ヘルペスウイルス1型の感染による疾患で，赤唇，あるいは口角から皮膚に小水疱が限局的に，密に発生し，その周囲には炎症性紅斑が伴う．軽度の疼痛，腫脹感を有する．水疱は破れやすく，不正形の，びらん面を形成し，その表面は痂皮で覆われる（図⓭）．顎下リンパ節は腫脹することがあるが，発熱などの全身的な症状はほとんどみられない．

診断 感冒，太陽光線刺激などが誘因となることがある．肉眼的には小水疱の存在が診断の1つの目安となる．ヒトに感染するヘル

ペスウイルスとしては7種類がみつかっており，単純ヘルペスウイルス1型・2型，水痘—帯状疱疹ウイルス（varicella-zoster virus），Epstein‐Barr（EB）ウイルス，ヒトサイトメガロウイルスおよび最近発見されたヒトヘルペスウイルス6型と7型である．口唇ヘルペスの血清学的診断には，単純ヘルペスウイルス1型の血清抗体価を測定する．また，水疱内容液からの単純ヘルペスウイルス抗原の検出やウイルスの分離などの検査も可能である．

治療

アシクロビル軟膏〔ゾビラックス®軟膏：ウエルカム〕，ビダラビン軟膏〔アラセナ—A®軟膏：持田〕などの抗ウイルス薬軟膏あるいはテトラサイクリン軟膏〔テトラサイクリンCMCペイスト「昭和」®：昭和薬化工，テトラサイクリンパスタ®：立川，など〕の塗布を行う．1～2週で改善する．びらん面が治癒しても罹患部の皮膚に薄い褐色の色素沈着がみられることがあるが，これは後に退色する．水疱がみられなくなった時点ではテトラサイクリンCMCペイスト「昭和」®（昭和薬化工）とトリアムシノロンアセトニド軟膏〔ケナログ®：ブリストル・マイヤーズスクイブ〕を同量混合した軟膏の塗布は有効である．また，抗生物質含有のステロイド軟膏〔リンデロンVG軟膏®：塩野義，テラ・コートリル軟膏®：ファイザー〕や，そのほかテトラサイクリン・プレステロン軟膏®（科薬）なども用いられる．

口角口唇炎（口角びらん）
angular cheilitis

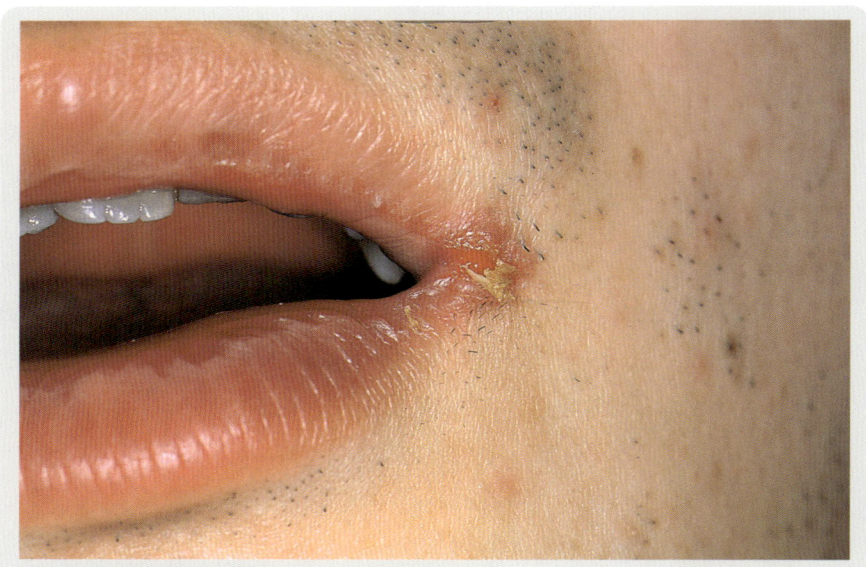

14 口角口唇炎（口角びらん）

症　状　口角部に溝状の，びらんあるいは潰瘍が形成され，周囲の皮膚は発赤し，疼痛を伴う．開口時に創面が引き剝がされ出血する（図 **14**）．

診　断　水疱がみられないことで口唇ヘルペスと区別できる．また，病変部は口角部に限局する．感冒などが誘因となることが多い．ブドウ球菌の感染によるものとされているが，高年齢者では真菌症（カンジダ）の場合もあり，難治性のときは細菌検査による確認が必要である．

鉄欠乏性貧血（Plummer-Vinson症候群），ビタミンB複合体（リボフラビン，パントテン酸，ナイアシン，ニコチン酸など）欠乏症，あるいは口腔乾燥，乾燥性角結膜炎，多発性関節炎を主徴とするSjögren症候群などの全身疾患の部分症状と鑑別する必要がある．

治療 テトラサイクリン軟膏〔テトラサイクリンCMCペイスト「昭和」®：昭和薬化工，テトラサイクリンパスタ®：立川，など〕あるいは抗生物質含有のステロイド軟膏〔リンデロンVG軟膏®：塩野義，テラ・コートリル軟膏®：ファイザー，など〕の塗布を行う．カンジダであればミコナゾール〔フロリード®ゲル：持田〕，ナイスタチン〔マイコスタチン軟膏®：ブリストル・マイヤーズスクイブ〕などが有効である．

口腔領域のウイルス性疾患

ウイルス性疾患	原因ウイルス
口唇ヘルペス	単純ヘルペスウイルス　1型
帯状疱疹	水痘―帯状疱疹ウイルス
手足口病	コクサッキーウイルスA群　16型 エンテロウイルス　71型
急性熱性咽頭炎	アデノウイルス　1,2,4,5型
ヘルプアンギーナ	コクサッキーウイルスA群 　2,4,5,6,8,10型
咽頭，結膜炎 プール熱	アデノウイルス　3,7,14型

再発性アフタ
recurrent aphtha

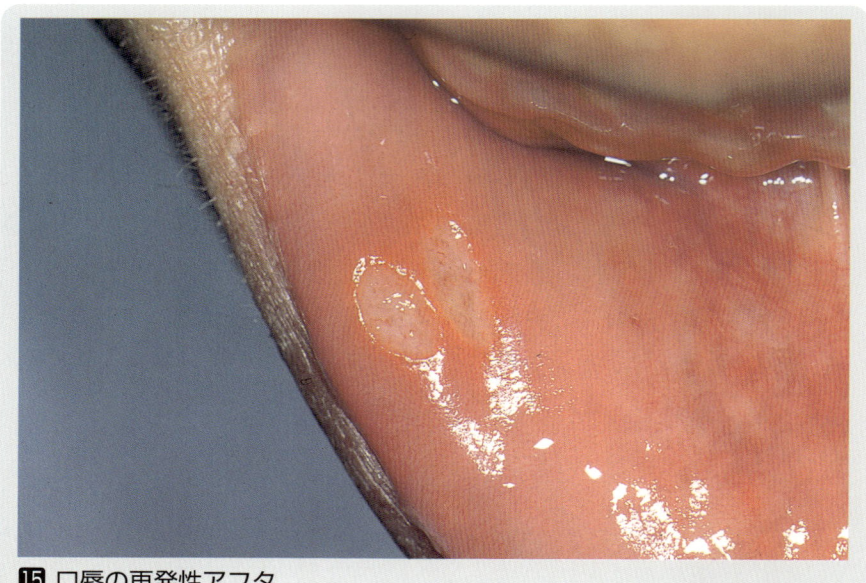

⓯ 口唇の再発性アフタ

症状 口唇粘膜部に生じる直径 2 〜 10 mm 程度の，ほぼ円形，あるいは長円形の浅い潰瘍で，表面は黄白色の線維性偽膜で覆われる．また，潰瘍の周囲を縁どるように発赤がみられ，紅暈（red halo）といわれる（図 ⓯）．発生個数は 1 〜 3 個程度のことが多い．自発痛は比較的軽度であるが，接触痛が強く，食事や会話時に疼痛が著明である．個々の潰瘍は放置しても普通 10 日以内に治癒するが，慢性的に再発する．再発の頻度は 1 か月ないし数か月に 1 度程度のことが多い．

診断 円形あるいは長円形の境界の明瞭な浅い潰瘍で，特徴的な臨床像を示すので，ほかの症候性の症状を伴わない場合，診断は容易である．鑑別疾患として，まれな疾患ではあるが，Behçet病が重要である．これは，再発性アフタ，皮膚の結節性紅斑，眼の前房蓄膿性ブドウ膜炎，外陰部の再発性潰瘍を4大症状とする症候群で，さらに，リウマチ因子も陽性反応を示すことが多く，1972年に特定疾患難病の1つに設定されている．再発性アフタとBehçet病によるアフタとの病理組織学的な差異は明らかではないが，代表的な症候性の症状をはじめ，発熱，倦怠感など全身的な異常がみられず，発生するアフタも比較的小型で，1週間程度で治癒する場合は，一般には，再発性アフタと診断される．また，再発性アフタは2：1と女性に多いのに対して，Behçet病は，同じ比率で男性に多い．

治療 テトラサイクリン軟膏〔テトラサイクリンCMCペイスト「昭和」®：昭和薬化工〕と，トリアムシノロンアセトニド軟膏〔ケナログ®：ブリストル・マイヤーズスクイブ〕を同量混合した軟膏の塗布が有効である．トリアムシノロンアセトニド貼付薬〔アフタッチ®：帝人―小玉，ワプロン-P®：救急―興和，など〕も頻用される．また，舌後方部や軟口蓋にはプロピオン酸ベクロメタゾン〔サルコート®：帝人―藤沢〕の噴霧が便利である．テトラサイクリンなどの抗生物質やステロイドを長期連用する場合は，副作用として，口腔カンジダ症に注意する必要がある．

剥離性口唇炎
cheilitis exfoliativa

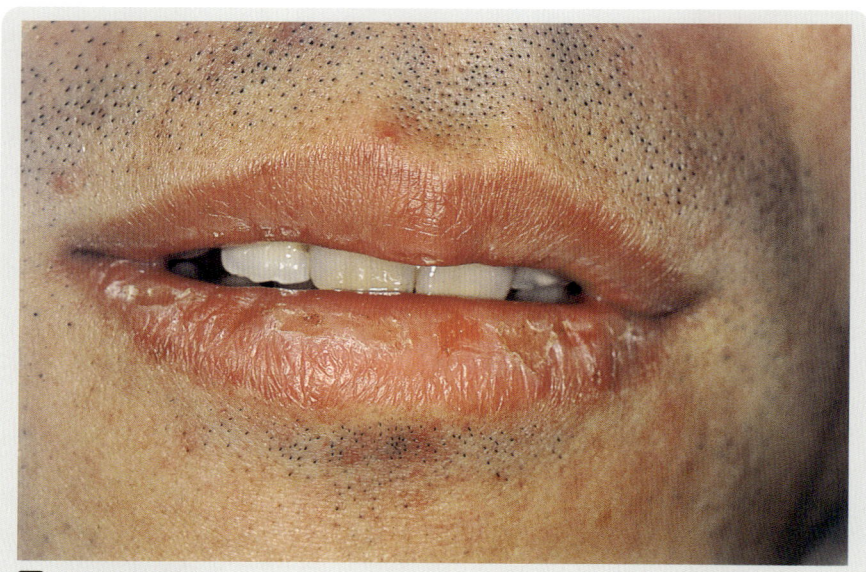

16 剥離性口唇炎

症状 赤唇の上皮が鱗屑状に剥離する．無理に剥がすと，びらん面が露出する．病変がほかの口腔粘膜に及ぶことはない（図 **16**）．症状は軽微であるが，慢性的に経過する．原因については，口呼吸が一因と考えられるような症例もあるが，ほとんどの場合，不明である．

診断 口唇ヘルペス，尋常性天疱瘡などの水疱性疾患と鑑別する必要がある．ビタミンA，ビタミンB複合体（リボフラビン，ビタミン B_6，ニコチン酸，ナイアシンなど）などの欠乏症も考慮

する必要がある．

治療 テトラサイクリン軟膏〔テトラサイクリン CMC ペイスト「昭和」®：昭和薬化工，テトラサイクリンパスタ®：立川〕，トリアムシノロンアセトニド軟膏〔ケナログ®：ブリストル・マイヤーズスクイブ〕あるいは，抗生物質含有のステロイド軟膏〔リンデロン VG 軟膏®：塩野義，テラ・コートリル軟膏®：ファイザー，など〕を塗布する．

口腔領域にみられるビタミン欠乏症状

欠乏ビタミン	口腔症状等
A	口唇乾燥，亀裂
B_1	喉頭神経障害による嗄声
B_2（リボフラビン）	口唇炎，口角炎，舌炎
B_6	口唇炎，舌炎
B_{12}	平滑舌，Hunter 舌炎
C（アスコルビン酸）	歯間乳頭発赤，歯肉出血
パントテン酸	口角亀裂
ニコチン酸	口唇炎，ペラグラ

剥離性口唇炎

Peutz–Jeghers 症候群
Peutz–Jeghers syndrome

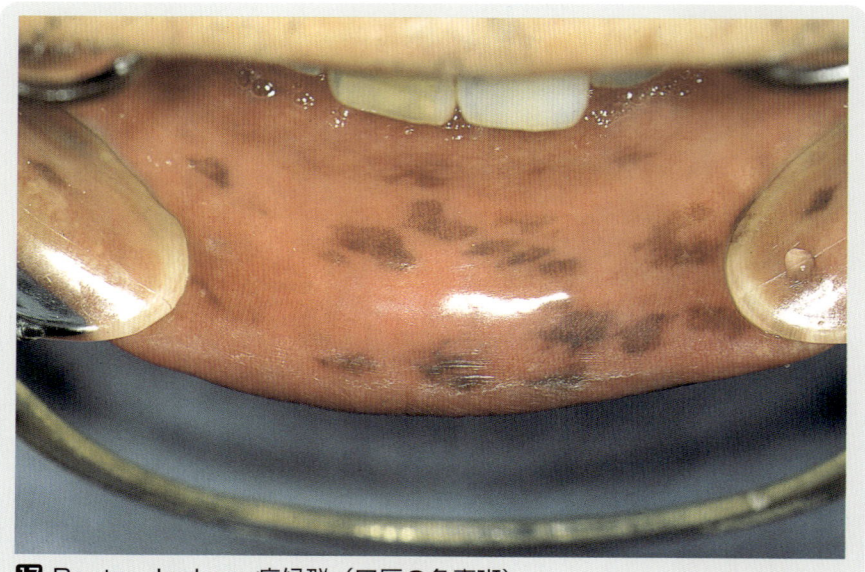

図17 Peutz–Jeghers 症候群（口唇の色素斑）

症状　口腔症状としては，口唇，頰粘膜，舌，歯肉などに 10 mm 以下で，大小さまざまな不整形の黒褐色の色素斑が多発する．これは境界明瞭で，隆起することはない（図17）．口腔以外では手掌，足底などにも同様の色素沈着を認める．色素斑そのものは特別の症状は示さないが，口唇の色素斑については審美性を主訴に来院することが多い．また，主要病変として，胃，小腸，大腸などに，多くは多発性のポリープを併発する．消化器症状としては，血便，腹痛，下痢などがある．

診断

口腔粘膜の多発性の色素斑および腸管のポリポージスにより診断される．色素斑は口腔粘膜上皮の基底層に存在するメラニン産生細胞（メラノサイト）の増加と，メラニン色素の著明な沈着による．本疾患の多くは家族的に発生するといわれているが，孤発例も存在する．

治療

口腔の色素斑が発見されたら，消化器症状が自覚されなくとも消化器外来の受診を勧めるべきである．口唇の色素斑で，審美障害が強い症例ではCO_2レーザー照射〔ヨシダオペレーザー：吉田製作所，ナノレーザー GL Ⅱ：GC〕などや Nd：YAG レーザー照射〔デニックス Nd：compact：デニックス〕や Er：YAG レーザー〔デントライト：セキムラ〕など，あるいは半導体レーザー〔オサダライトサージ 3000：OSADA〕などによる蒸散を行う．照射後の創面には，テトラサイクリン軟膏〔テトラサイクリン CMC ペイスト「昭和」®：昭和薬化工〕とトリアムシノロンアセトニド軟膏〔ケナログ®：ブリストル・マイヤーズスクイブ〕を同量混合したもの，あるいはテトラサイクリン・プレステロン軟膏®（科薬，など），トリアムシノロンアセトニド貼付薬〔アフタッチ®：帝人—小玉，ワプロン-P®：救急—興和，など〕またはステロイド噴霧剤〔サルコート®：帝人—藤沢〕などを用いる．

粘液嚢胞（貯留嚢胞）
mucous cyst（retention cyst）

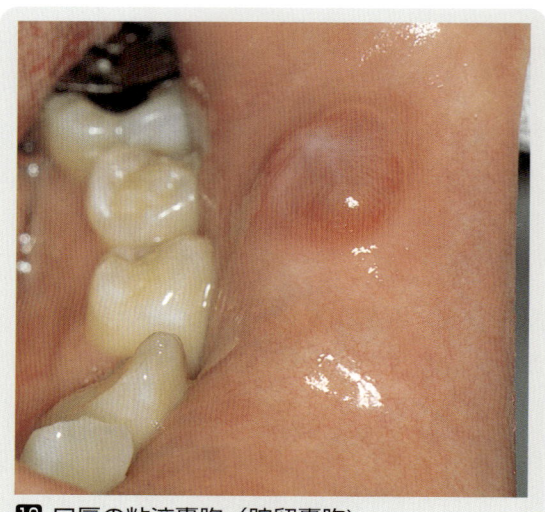

⓲ 口唇の粘液嚢胞（貯留嚢胞）

症状 発生部位はほとんどが下唇である．犬歯相当部の口腔前庭部に直径5〜10 mm程度の軟らかい半球状の腫瘤として発現する（図⓲）．表面は正常粘膜で覆われている．表在性ではやや赤色の粘膜色を呈したり，あるいは琥珀色の内容液が透けてみえることがある．内容液はやや粘稠で淡黄色透明である．嚢胞が比較的深部にあるときは，やや暗紫色を呈する．疼痛はない．放置すると，つぶれてしまうこともあるが，摘出しないと再発しやすい．

診断　多くは表在性であり，フーセンのように軟らかく，特徴的であるので比較的診断しやすい．しかし，やや深在性で，暗紫色を呈するときは血管腫と，また，やや硬いときはほかの良性腫瘍と鑑別が難しいことがある．

　病理組織学的には，上皮細胞で裏層された真の囊胞であることはまれで，ほとんどが下唇腺の唾液が貯留したものであり，菲薄な線維性の被膜を有する．

治療　腫瘤のみの摘出でもよいが，被膜が薄いので摘出途中で破れてしまうことが多く，これは再発の原因となるので周囲の小唾液腺を含めた摘出が勧められる．切開線は紡錘型とし，切除の深さは最深部で口輪筋の筋膜上でよい．筋膜上にはオトガイ神経の枝がみられることがあるので，これを損傷しないように注意する．術後に感染予防の目的でマクロライド系抗生物質〔エリスロマイシン（1.2 g/day），あるいはロキシスロマイシン（300 mg/day）など〕を3～4日間投与する．また，非ステロイド系の消炎鎮痛剤〔ロキソプロフェンナトリウムあるいはナプロキセン（3 tab/day）など〕を2～3日間，あるいは頓服として2 tab，1～2回分を処方する．

血 管 腫
hemangioma

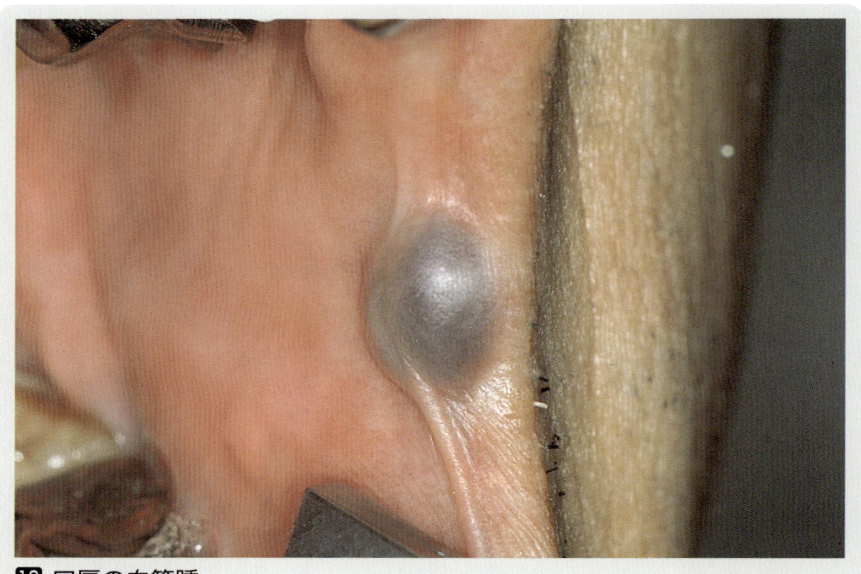

図19 口唇の血管腫

症状 血管腫は，口腔領域の良性腫瘍としては発生頻度が高い疾患である．しかし，一般に増殖傾向はほとんどみられず，先天性のものも多いので，小さなものは無自覚のことが多い．口唇は舌につぐ好発部位である．腫瘍は比較的境界の明瞭な腫瘤型や結節型が多く，一般に軟らかい．また，浅在性では暗紫色を呈する（図19）．

診断 口唇の血管腫は，部位的にみて，そのほとんどが表在的であるので暗紫色を呈することや，圧すると退色することなどから視

診しやすい．

治療

小さなもので，自覚症状のないものは放置してもよい．赤唇を越えて皮膚に及ぶ症例や，唇交連の血管腫は，小さな症例でも，切除すると，その後に瘢痕組織が目立ったり，形態的な変化などの審美性に関する後遺症が考えられるので慎重な手術術式が要求される．一般的には凍結外科（cryosurgery）が第一選択され，粘膜部の腫瘍の消失，あるいは減量を目的とした治療が行われる．凍結外科は，術中，術後の疼痛が軽微であり，局所麻酔は不要のことが多い．

また，術後はポビドンヨード〔イソジンガーグル®：明治〕，アズレンスルホン酸ナトリウム〔ハチアズレ®：東洋製化—小野，アズノール®：日本新薬，など〕などの含嗽剤を使用するが，炎症反応が著明な場合には，マクロライド系抗生物質〔エリスロマイシン（1.2 g/day），ロキシスロマイシン（300 mg/day）など〕や非ステロイド系消炎鎮痛剤〔ロキソプロフェンナトリウムあるいはナプロキセン（3 tab/day）など〕を併用する．

凍結外科手術装置としては炭酸ガス，あるいは笑気ガスを利用した 12R 型®（スペンブリー社—白井松器械），液体窒素を用いた 130 型システム®（スペンブリー社—白井松器械）などがある．

口腔領域に関連のあるおもな症候群

症候群	おもな症状
Plummer-Vinson	舌炎, 口角炎, スプーン状爪, 鉄欠乏性貧血
Pierre Robin	小顎症, 口蓋裂, 舌根沈下
基底細胞母斑	多発性顎骨嚢胞, 皮膚の多発性基底細胞母斑, 肋骨分岐 (優性遺伝性)
Peutz-Jeghers	口唇などの口腔粘膜, 指趾の色素沈着, 消化管ポリポージス
Hunt	顔面神経麻痺, 帯状疱疹, 聴覚障害
Papillon-Lefèvre	歯周症による歯の脱落, 手掌, 足蹠の角化症
Stevens-Johnson	口内炎, 発熱性発疹, 眼瞼結膜炎
Sjögren	口腔乾燥, 舌炎, 乾性角膜炎, 関節リウマチ
Melkersson-Rosenthal	溝状舌, 口唇腫脹, 顔面神経麻痺
Gardner	多発性顎骨骨腫, 消化管ポリポージス, (優性遺伝性)
Albright	多発性線維性骨病変, 皮膚色素斑, 女性の場合性的早熟
Treacher Collins	高口蓋, 巨口, 眼裂の外下方傾斜, (優性遺伝性)
Sturge-Weber	三叉神経支配領域の血管腫, 牛眼, 精神発達遅滞
Turner	性染色体異常, 高口蓋, 心奇形, 性腺形成不全
Noonan	高口蓋, 耳介低位付着, 両眼離開, 翼状頸, 心疾患
Cornelia de Lange	口蓋裂, 眉毛叢生, 垂れ下がった薄い上唇, 四肢短小, 精神運動発育遅延
Down	常染色体異常, 歯数異常, 溝状舌, 外眼角斜上, 内眼角贅皮, 精神発達遅滞
AIDS	Kaposi肉腫などの悪性腫瘍, 口腔カンジダ症, 毛様白板症, 発熱, 下痢, リンパ節腫脹, 免疫不全

4 舌の病変
lesions of tongue

再発性アフタ　40
舌痛症　42
地図状舌　44
溝状舌　46
毛舌（黒毛舌）　48
正中菱形舌炎　50
Plummer–Vinson 症候群　52
Sjögren 症候群　54
Blandin–Nuhn（腺）嚢胞　56
舌強直症（舌小帯短縮症）　58
線維性ポリープ　62
血管腫　64
白板症　66
舌結核　70
舌癌　72

再発性アフタ
recurrent aphtha

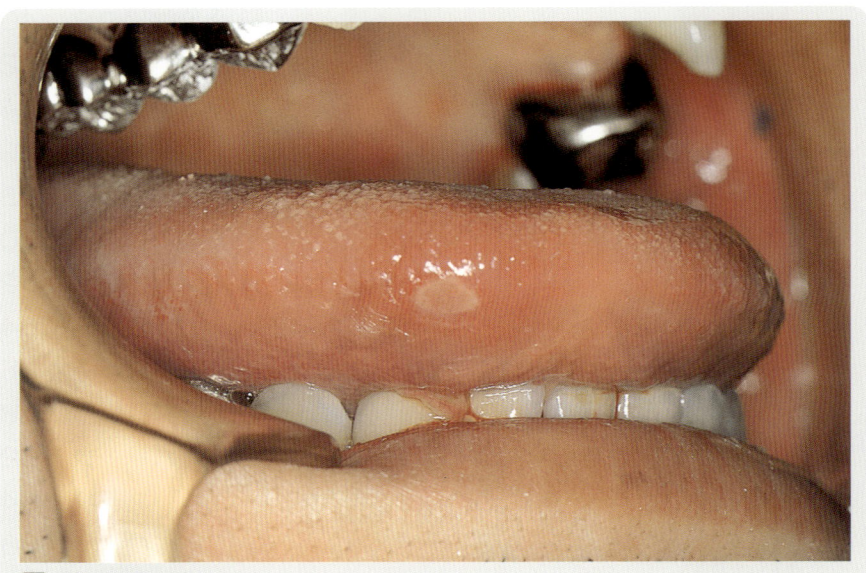

図20 舌の再発性アフタ

症状 アフタとは粘膜部に生じる，ほぼ円形の潰瘍で，直径は4〜5 mm のことが多く，大きくても普通は 10 mm 以下である．潰瘍の表面は黄白色の偽膜に覆われ，周囲に炎症性の紅暈（red halo）を有する（図20）．口腔では舌や歯肉に発生しやすい．自発痛は軽度であるが，接触痛は強く，咀嚼，発音，嚥下痛が出現する．顎下リンパ節の腫脹をみることもある．再発性アフタは数個のアフタが繰り返し生じる疾患である．舌では舌縁，舌尖あるいは舌下面に生じ，舌背は少ない．個々の潰瘍は普通1週間程度で治癒し，瘢痕を残すことはほとんどない．

診断

ほぼ典型的な臨床症状および経過から診断は容易であるが，口腔の再発性アフタを1主徴とし，そのほか，眼の前房蓄膿性ブドウ膜炎，皮膚の結節性紅斑，外陰部の再発性潰瘍などを伴うBehçet病との鑑別が必要である．Behçet病によるアフタと，いわゆる再発性アフタとの肉眼的ならびに病理組織学的な区別は困難であるが，前者は，いわゆる再発性アフタよりも大きく，10 mm程度で，比較的深い潰瘍を示す傾向がある．したがって，個々の潰瘍の治癒期間は再発性アフタと比較して長いことが多い．上記4大主徴をはじめ，リウマチ因子陽性反応などの全身的な症候がまったく認められず，個々のアフタも1週間程度で治癒する場合は，再発性アフタと診断される．また，再発性アフタは2：1と女性に多いのに対して，Behçet病はその比率で男性に多い．

女性では月経の始まる数日前からアフタが発生し，月経終了とともに消失する場合があり，これを月経性アフタという．

治療

テトラサイクリン軟膏〔テトラサイクリンCMCペイスト「昭和」®：昭和薬化工〕とトリアムシノロンアセトニド軟膏〔ケナログ®：ブリストル・マイヤーズスクイブ〕を同量混合した軟膏の塗布，あるいはトリアムシノロンアセトニド貼付薬〔アフタッチ®：帝人—小玉，またはワプロン-P®：救急—興和〕を用いる．舌後方部の症例では，プロピオン酸ベクロメタゾン〔サルコート®：帝人—藤沢〕の噴霧も便利である．

舌痛症
glossodynia

症状　舌縁あるいは舌尖の自発痛で，ヒリヒリとした，あるいは焼けるような痛みを訴える．また，葉状乳頭や有郭乳頭を気にして，その部分の疼痛を訴える患者もいる．疼痛そのものは強いとはいえないが，持続的なためか苦痛を強く訴える患者が多い．他覚的には，舌表面の粘膜には特別の異常は認めない．食事中は痛みを感じないことが1つの特徴である．また，疼痛のため睡眠中に目覚めるようなこともない．

診断　舌の潰瘍や，びらん，あるいは平滑舌などの所見がみられず，舌の運動や形態にも異常がみられないにもかかわらず，上記のような症状を呈するときは舌痛症を考えてよい．しかし，ビタミン B_{12} 欠乏症による萎縮性舌炎（Hunter 舌炎）や鉄欠乏性貧血でスプーン状爪や口角炎を伴う Plummer–Vinson 症候群の1症状である舌背の平滑化を示す舌炎と鑑別する必要がある．また，口腔乾燥，乾燥性角結膜炎，多発性関節炎を主徴とする Sjögren 症候群も考慮する必要がある．

治療　舌痛症の本態についてはほとんど不明であるが，患者は心気的な状態であることや癌恐怖症であることも多いので，舌には潰瘍やびらん，あるいは萎縮などの特別の異常がないことを説明する．アズレンスルホン酸ナトリウム〔ハチアズレ®：小野，あるいはアズノール®：日本新薬，など〕の含嗽剤を投与する．一般血液検査，血清鉄定量などを行い，異常値のないことを確認することにより患者の安心感が得られ，治癒傾向に導くこと

ができる．マイナートランキライザー〔セルシン®（6 mg/day）：武田，など〕の投与が有効なこともある．

口腔領域用軟膏および貼付薬等

分類	一般名	商品名（メーカー）
ステロイド剤	トリアムシノロンアセトニド	口腔用ケナログ®（ブリストル・マイヤーズスクイブ）
		アフタッチ®貼付薬（帝人―小玉）
		ワプロン-P®貼付薬（救急―興和）
	デキサメタ（サ）ゾン	デキサルチン®軟膏（日本化薬）
		歯科用アフタゾロン®（昭和薬化工）
		デルゾン®口腔用（池田薬品）
	プロピオン酸ベクロメタ（サ）ゾン	サルコート®噴霧（帝人―藤沢）
	酢酸ヒドロコルチゾン ＋塩酸クロルヘキシジン ＋サリチル酸クロルヘキシジン	デスパ®（興和）
抗生物質	塩酸テトラサイクリン	テトラサイクリンCMCペイスト「昭和」® （昭和薬化工） 立川歯科用テトラサイクリンパスタ®（立川）
ステロイド剤＋抗生物質	塩酸テトラサイクリン ＋ヒドロコルチゾン	テラ・コートリル®軟膏（ファイザー）
		テトラ・コーチゾン®軟膏（立川）
	硫酸ゲンタマイシン ＋吉草酸ベタメタ （サ）ゾン	リンデロンVG®軟膏（塩野義）
その他	エピジヒドロコレステリン	プレステロン歯科用軟膏®（科薬）
	エピジヒドロコレステリン ＋塩酸テトラサイクリン	テトラサイクリン・プレステロン歯科用軟膏® （科薬）
その他抗真菌剤	ミコナゾール	フロリード®ゲル経口用（持田）
	ナイスタチン	マイコスタチン®軟膏 （ブリストル・マイヤーズスクイブ）
	アムホテリシンB	ファンギゾン®シロップ （ブリストル・マイヤーズスクイブ）

地図状舌
geographic tongue

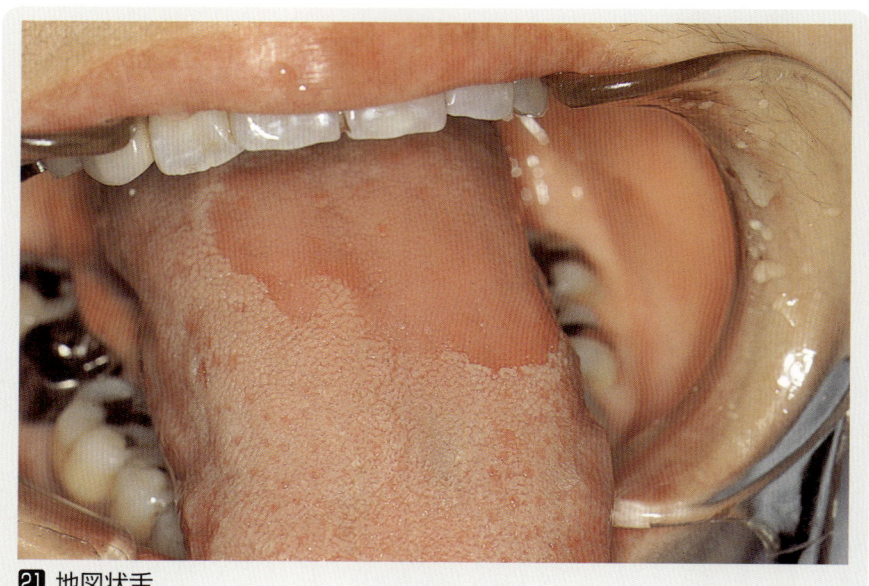

図21 地図状舌

症 状 舌背にみられる不整形の赤色斑で，大小のものが融合状態を示す．赤色斑部では糸状乳頭は，やや扁平化し，茸状乳頭が目立った状態になるが，びらんや潰瘍はみられない．赤色斑部の周囲は白苔で取り囲まれることが多い（図21）．また，斑の形と位置はその時々により変化する．自覚症状は，ほとんどの場合みられないが，調味料や刺激物などが滲みることがある．

診 断 特徴的な臨床像を示し，ほぼ舌背に限局すること，また，違和感などの自覚症状もほとんどみられないことなどから診断され

る．カンジダ性口内炎や扁平苔癬，白板症などと鑑別する．カンジダでの白色偽膜は，拭うと比較的簡単に剝がれる．また，カンジダ症は，細菌培養により確定診断される．扁平苔癬や白板症の舌での発生部位はほとんどが舌縁から舌下面である．

治療

とくに治療の必要はないが，刺激物や調味料による疼痛を訴える場合には，アズレンスルホン酸ナトリウム〔ハチアズレ®：東洋製化―小野，アズノール®：日本新薬，など〕の含嗽剤を処方する．

含嗽剤一覧表

使用目的	一 般 名	商 品 名（メーカー）
口腔内消毒	ポビドンヨード	イソジンガーグル®（明治製菓）
	塩化ベンゼトニウム	ネオステリングリーン®（日本歯科薬品）
	臭化ドミフェン	オラドール®（日本チバガイギー）
	硫酸フラジオマイシン	デンタ―グルF®（昭和薬化工）
口腔内消炎	アズレンスルホン酸ナトリウム	アズノール®（日本新薬）
		含嗽用ハチアズレ®（東洋製化―小野）

地図状舌

溝 状 舌
fissured tongue

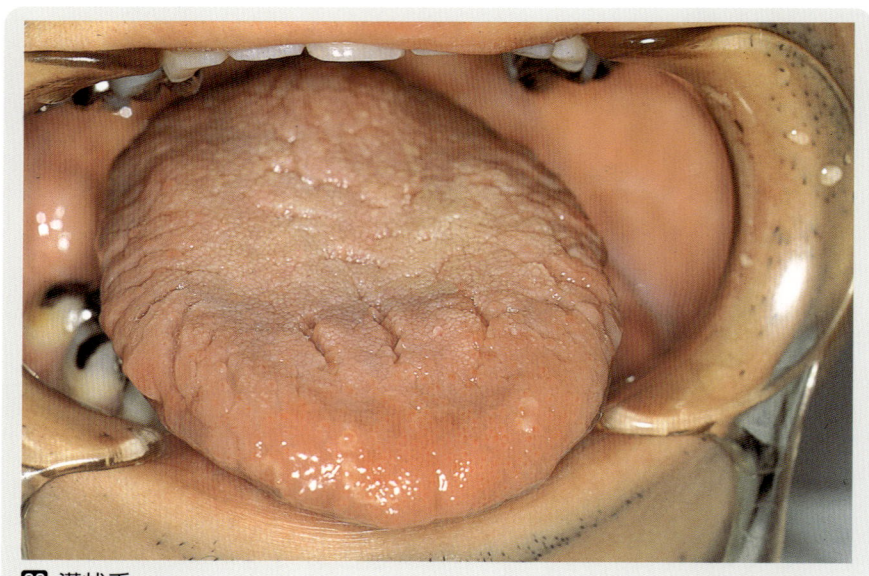

22 溝状舌

症状 舌背に深さ3〜4mm程度の多数の溝がみられるが，びらんや潰瘍はない．舌はやや巨大舌を示し，溝は左右対称的にみられることが比較的多いようである（図**22**）．疼痛などの自覚症状はなく，味覚障害もみられない．溝内に食滓が停滞して軽度の炎症がみられるときは，調味料などが滲みて痛むことがある．

診断 臨床症状から診断は容易であるが，口唇の浮腫性腫脹，顔面神経麻痺，巨大舌を伴う溝状舌を主症状とする Melkersson-Rosenthal 症候群と鑑別する必要がある．

治療 疼痛を訴える場合には，アズレンスルホン酸ナトリウム〔ハチアズレ®：東洋製化―小野，アズノール®：日本新薬，など〕の含嗽剤を処方する．また，ブラシ〔タングメイト®：デンタルケア社〕などによる舌の清掃を勧める．

日常歯科診療においてとくに頻度の高い口腔外科的疾患

① 智歯周囲炎（埋伏智歯）（p.120）
② 歯槽骨炎・顎骨骨炎（p.118, 120, 162）
③ 歯根嚢胞（p.122）
④ 歯肉膿瘍（p.90）
⑤ 口腔粘膜疾患
　　再発性アフタ（p.28, 40, 82）
　　口角びらん（p.26）
　　口唇ヘルペス（p.24）等
⑥ 顎関節症（p.205）
⑦ 歯性上顎洞炎（p.194）
⑧ 褥瘡性潰瘍（p.84, 134）
⑨ 抜歯窩治癒不全（p.118）
⑩ 残根歯（抜歯適応）

毛舌（黒毛舌）
hairy tongue（black hairy tongue）

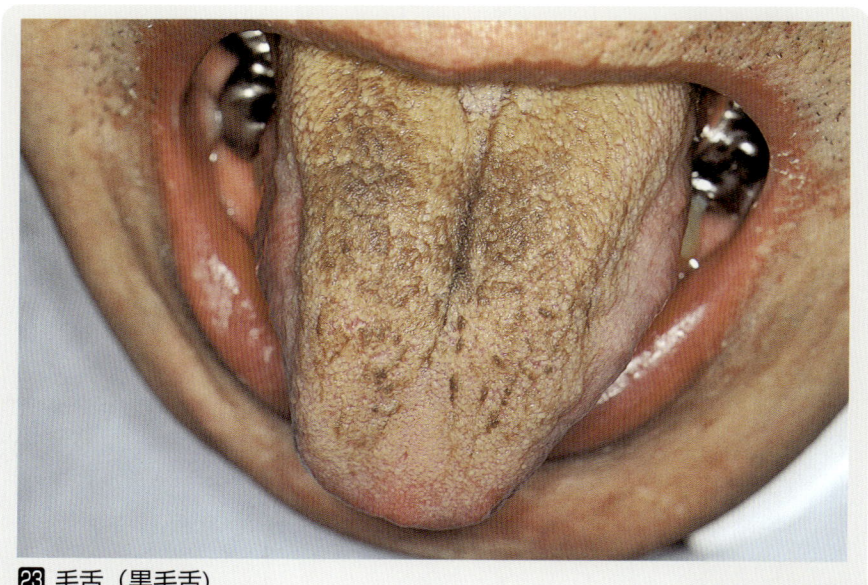

23 毛舌（黒毛舌）

症状 舌背の糸状乳頭の角化突起が延長し，毛髪様に変化したものを毛舌症という．一般には数mm程度の延長であるが，まれに1～2cmになることもあるようである．その色調は，多くは黄褐色あるいは黒色を示し，ときに緑色を示す．黒色を呈する場合，黒毛舌とよばれる（図 **23**）．

　毛舌の原因ははっきりしていないが，舌粘膜栄養神経障害，化学的刺激，ビタミンB複合体（ニコチン酸など）の欠乏症などがあげられている．また，毛舌の着色の原因は抗生物質による細菌叢の変化やステロイド剤による日和見感染，すなわち菌

交代現象によってその部分に増殖した色素産生菌や真菌によるものとされている．毛舌症の自覚症状としては，軽度の違和感や味覚異常がある．

診 断

一般的には，抗生物質の副作用による毛舌症に比較的多く遭遇する．色調は黄褐色あるいは黒色が多い．

治 療

可能であれば，服用中の抗生物質やステロイド剤を中止する．アズレンスルホン酸ナトリウム〔ハチアズレ®：東洋製化—小野，アズノール®：日本新薬，など〕の含嗽剤やニコチン酸〔ナイクリン®（25〜200 mg/day）：トーアエイヨー—山之内〕などを処方する．真菌の感染が明らかな毛舌症の場合には，抗真菌剤のフロリード®ゲル経口用（持田）の塗布，あるいはファンギゾンシロップ®（ブリストル・マイヤーズスクイブ）による含嗽を行う．

正中菱形舌炎
median rhomboid glossitis

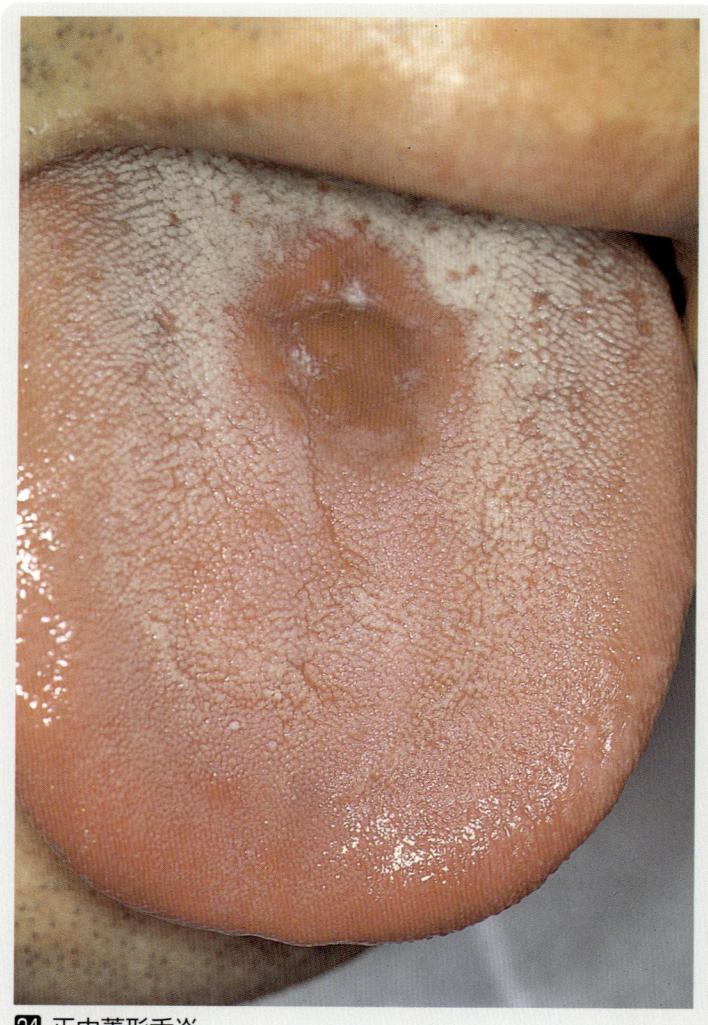

24 正中菱形舌炎

症 状 舌背中央で有郭乳頭の前方部にみられる小指頭大から拇指頭大のほぼ菱形，あるいは楕円形の病変であるが，真の炎症ではない．組織奇形の1種である．舌乳頭が欠如するために表面はやや平滑で，しばしば赤色を呈する（図24）．また，小結節が集合し，あたかも乳頭腫のようにみえる症例もある．一般に自覚症状はないが，軽度の炎症を伴うときには違和感や刺激痛がある．

診 断 病変部が舌背後方，正中部に限局し，その表面は滑沢で赤色を呈するときは診断は容易といえるが，病変が隆起した症例では乳頭腫やリンパ管腫，あるいは，そのほかの腫瘍性病変との鑑別が必要である．また，腫瘤型で表面に白斑と紅斑が混在するような場合には病理組織学的診断が必要である．

治 療 とくに治療は必要ないが，癌を心配する患者には病態をよく説明して納得してもらう必要がある．軽度の炎症がみられるときはアズレンスルホン酸ナトリウム〔ハチアズレ®：東洋製化—小野，アズノール®：日本新薬，など〕の含嗽剤を投与する．

Plummer–Vinson 症候群
Plummer–Vinson syndrome

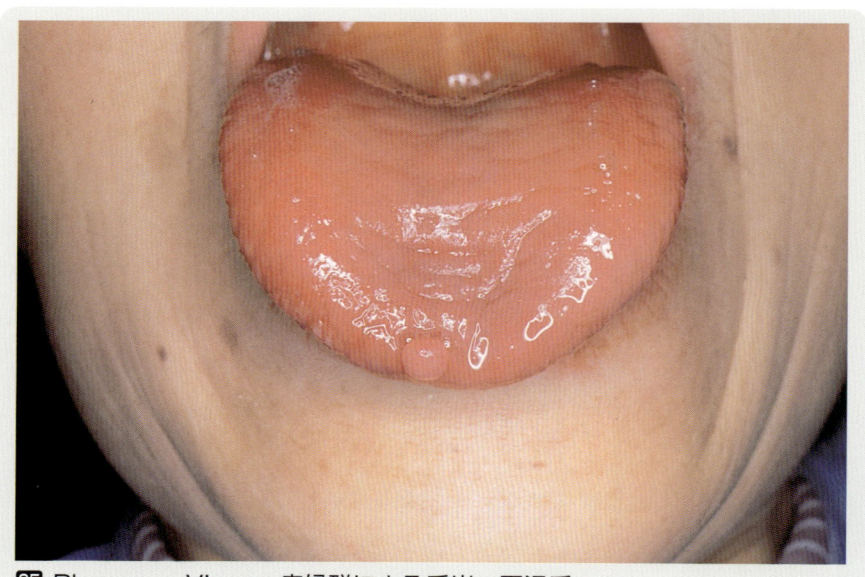

㉕ Plummer–Vinson 症候群による舌炎，平滑舌

症状 30～50歳代の女性に多くみられる鉄欠乏性貧血で，口腔症状は口角炎および平滑舌である．舌乳頭は萎縮し，灼熱感を伴う（図 ㉕）．また，咽頭や食道粘膜の萎縮による嚥下障害もみられる．そのほか，爪全体の光沢がなくなり，爪の中央が凹んだスプーン状爪を呈する．

診断 血清鉄（正常値は男性 50～200 mg/d*l*，女性 40～180 mg/d*l*）を定量することにより診断される．また，末梢血液一般検査により赤血球数（RBC），血色素量（Hb），ヘマトクリット（Ht），

平均赤血球容積（MCV），平均赤血球血色素量（MCH），平均赤血球血色素濃度（MCHC）などを測定するとMCV＜80 (fl)，MCHC＜30（％）で，低色素性小球性貧血がみられる．Plummer–Vinson症候群の原因は極端な偏食による鉄の不足や，慢性胃腸障害による鉄吸収の不全などである．鑑別診断としてSjögren症候群による舌乳頭萎縮，あるいはビタミンB_{12}欠乏による平滑舌（Hunter舌炎）などがある．ビタミンB_{12}欠乏症ではMCV＞100 (fl)，MCHC＞36（％）で大球性貧血を示し，巨赤芽球が出現する．また，ビタミンB_{12}の吸収に必要な胃壁細胞から分泌される内因子の欠如や胃全摘出あるいは葉酸の欠乏により発現する巨赤芽球性貧血は悪性貧血といわれ，Hunter舌炎は悪性貧血の部分症状であることが多い．

治療

硫酸鉄〔フェロ・グラデュメット®（1～2 tab/day）：アボット—大日本，スローフィー®（2～4 tab/day）：日本チバガイギーなど〕あるいはクエン酸第一鉄ナトリウム〔フェロミア®（2～4 tab/day）：エーザイ—三生〕などの鉄剤の投与を行う．鉄の吸収を促進させるためアスコルビン酸（ビタミンC）〔シナール®（3 g/day）：塩野義，ハイシー®（3 p/day）：武田，など〕を併用することもある．症状は数週間で改善する．舌炎に対してはアズレンスルホン酸ナトリウム〔ハチアズレ®：東洋製化—小野，アズノール®：日本新薬，など〕の含嗽剤，また，口角炎には抗生物質含有のステロイド軟膏〔リンデロンVG軟膏®：塩野義，テラ・コートリル軟膏®：ファイザー，など〕の塗布が有効である．

Sjögren 症候群
Sjögren syndrome

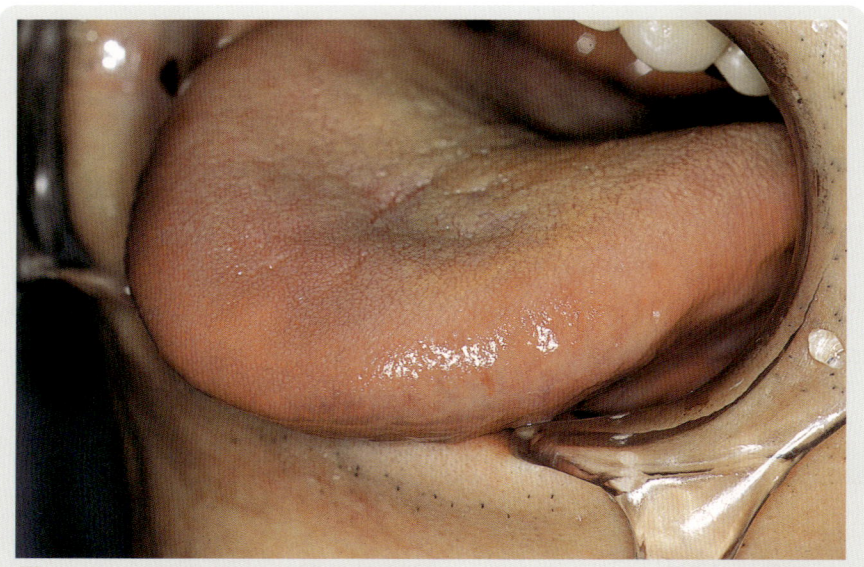

26 Sjögren 症候群による舌乳頭萎縮

症状 口腔症状は，唾液分泌減少による口腔乾燥症（Xerostomia），嚥下困難，舌乳頭萎縮による平滑舌，口角亀裂などである（図 **26**）．そのほかの症状として，耳下腺の腫脹，眼の乾燥などを伴う．

診断 Sjögren 症候群は，主として耳下腺の腺房萎縮による口腔乾燥および乾燥性角結膜炎により診断されるが，リウマチ因子や抗核抗体などの免疫血清学的検査が陽性を示したり，多発性関節炎，多発性筋炎などの自己免疫疾患を伴うことが多い．

口腔乾燥の検査方法としてガムテストが行われる．これは，チューインガムを10分間かみ，その間の混合唾液はすべて吐き出し，10 ml 以下を減少と判定する．また，耳下腺造影撮影を行うと，萎縮した腺房に造影剤が侵入した特徴的な顆粒状陰影が得られる（branchless fruits‒laden tree pattern）．また，下唇の小唾液腺の試験切除（lip biopsy）により，腺房の萎縮とリンパ球などの円形細胞浸潤の程度を判定する．眼の乾燥に関してはShirmer（シャーマー）テストを行う．これは，下眼瞼耳側にろ紙を5分間かけ，涙の流出が10 mm以下を減少と判断するものである．口腔乾燥は，降圧剤，抗うつ剤の副作用，糖尿病の部分症状として現れることがあるので，鑑別が必要である．

治療

　口腔乾燥に対しては口腔の管理が主体となる．人工唾液〔サリベート®：帝人―藤沢〕の使用，アズレンスルホン酸ナトリウム〔ハチアズレ®：東洋製化―小野，アズノール®：日本新薬，など〕による含嗽が行われる．去痰剤〔チスタニン®（300 mg/day）：吉富，ムコソルバン®（45 mg/day）：帝人―藤沢，ビソルボン®（12 mg/day）：ベーリンガー，など〕の内服も有効である．また，齲蝕の治療，歯石除去などの口腔衛生状態の改善も重要である．口角亀裂に対しては抗生物質含有のステロイド軟膏〔リンデロンVG軟膏®：塩野義，テラ・コートリル軟膏®：ファイザー，など〕を塗布する．

Blandin–Nuhn（腺）囊胞
Blandin–Nuhn cyst

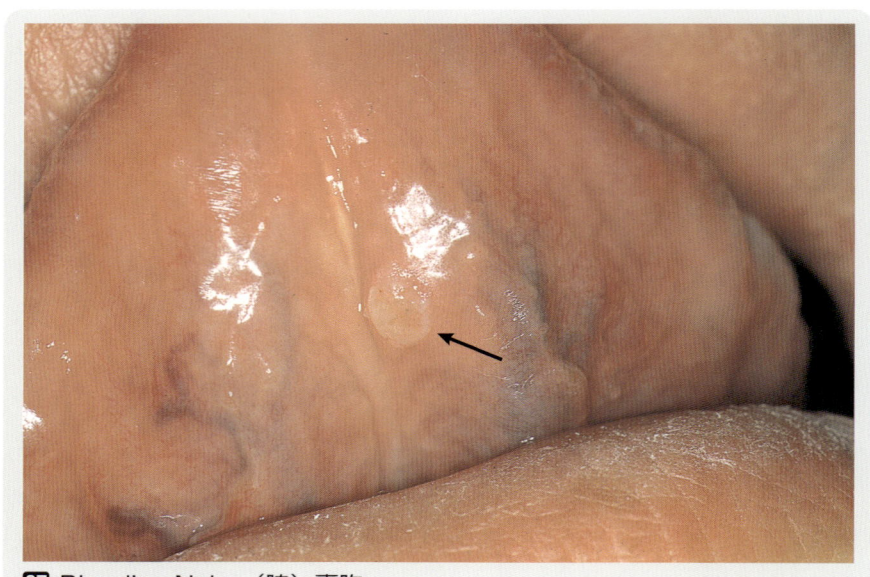

27 Blandin–Nuhn（腺）囊胞

症状 舌下面に生じた粘液囊胞で，半球状に突出することが多い．口腔内の粘液囊胞としては下唇についで多い．表面は正常粘膜で被覆され，軟らかく，波動を触れる．一般に，色調は粘膜色か，やや琥珀色を示すが（図 **27**）慢性刺激や炎症などで出血を繰り返した場合には，暗赤色を示すこともある．内容液はやや粘稠である．

診断 舌下面先端のもので，典型的なものは診断しやすいが，やや後方で，暗赤色を示す場合は，舌下静脈瘤と鑑別する必要がある．

静脈瘤であれば，圧すると退色する．

治療　摘出するが，周囲の小唾液腺を含めた摘出のほうが再発がない．切除後はマクロライド系抗生物質〔エリスロマイシン（1.2 g/day）あるいはロキシスロマイシン（300 mg/day）など〕および非ステロイド系消炎鎮痛剤〔ロキソプロフェンナトリウム，ナプロキセン（3 tab/day）など〕を3日間程度服用する．

❖

血中のHBV関連抗原・抗体の臨床的意義

抗原・抗体	臨床的意義
HBs抗原陽性	HBVの感染（血中に存在）
HBs抗体陽性	HBV感染の既往
HBc抗体陽性	
高抗体価	HBVの感染（血中に存在）
低抗体価	HBV感染の既往
IgM-HBc抗体陽性	
高抗体価	初感染
HBe抗原陽性	大量のHBVが血中に存在，感染性強い
HBe抗体陽性	感染性比較的弱い ただし，GOT, GPTが高く，HBV-DNAポリメラーゼ，HBV-DNAが陽性の場合は感染性あり
HBV-DNA ポリメラーゼ陽性	ウイルスが増殖している
HBV-DNA陽性	ウイルスが増殖している

（文献9）より一部改変）

舌強直症（舌小帯短縮症）
ankylosis of tongue
(shortness of lingual frenulum)

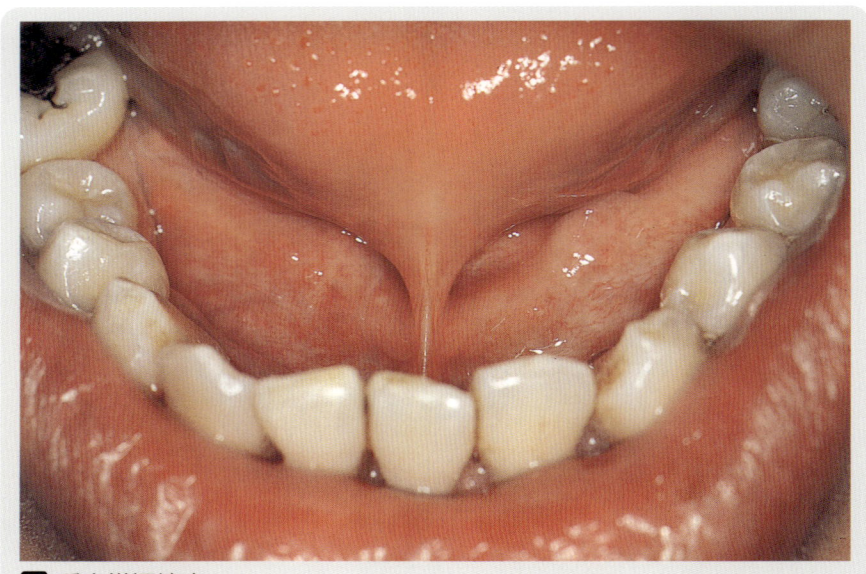

28 舌小帯短縮症

症状　舌強直症は，先天的に舌小帯が短小な症例と，外傷や手術の後遺症あるいは悪性腫瘍の浸潤などが原因で舌の運動が強度に抑制された場合とがある．一般歯科外来で遭遇する症例はほとんどが先天性の舌小帯短縮症で，比較的軽度の症例が多い．症状としては，舌尖を下顎前歯の歯列弓より前方に挺出できない，舌を前方に出そうとすると舌小帯がひきつれ，舌尖が凹んでハート型を呈する（図 **28**，**29**），ラ行の構音障害を自覚するなどである．また，口腔内での舌の運動が抑制されるため，歯列の，とくに頰，唇側の自浄作用が低下することがある．

29 舌小帯短縮症（舌尖のくびれ）

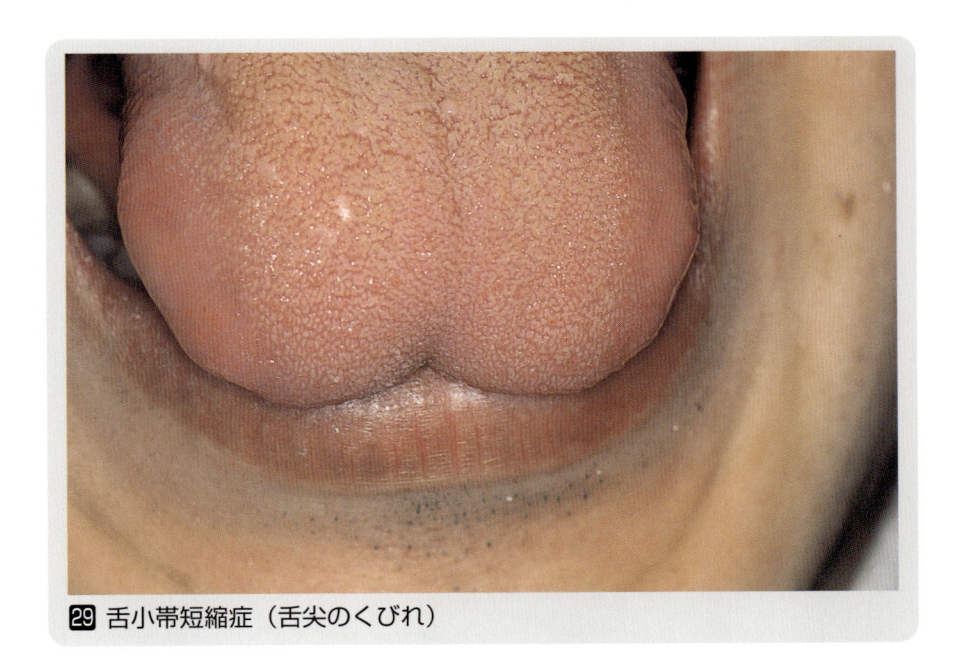

診 断　舌の運動障害が舌小帯の短縮によるものか，そのほかの原因によるものかを鑑別する．歯原性の炎症が口底に及んだ場合，顎下腺唾石による口底炎などでも舌運動が障害される．

治 療　舌小帯伸展術を行う．一般的には小帯を水平に切開し，菱形の創面を縦方向に引き伸ばして，一直線に縫合する（図 **30**，**31**）．新生児や乳幼児は，一般に，舌小帯は舌尖付近に付着し，しかも短いために，舌小帯短縮症と診断されやすいが，ほとんどは成長とともに伸展するので，経過観察を行い，必要に応じて手

舌強直症

30 舌小帯伸展術

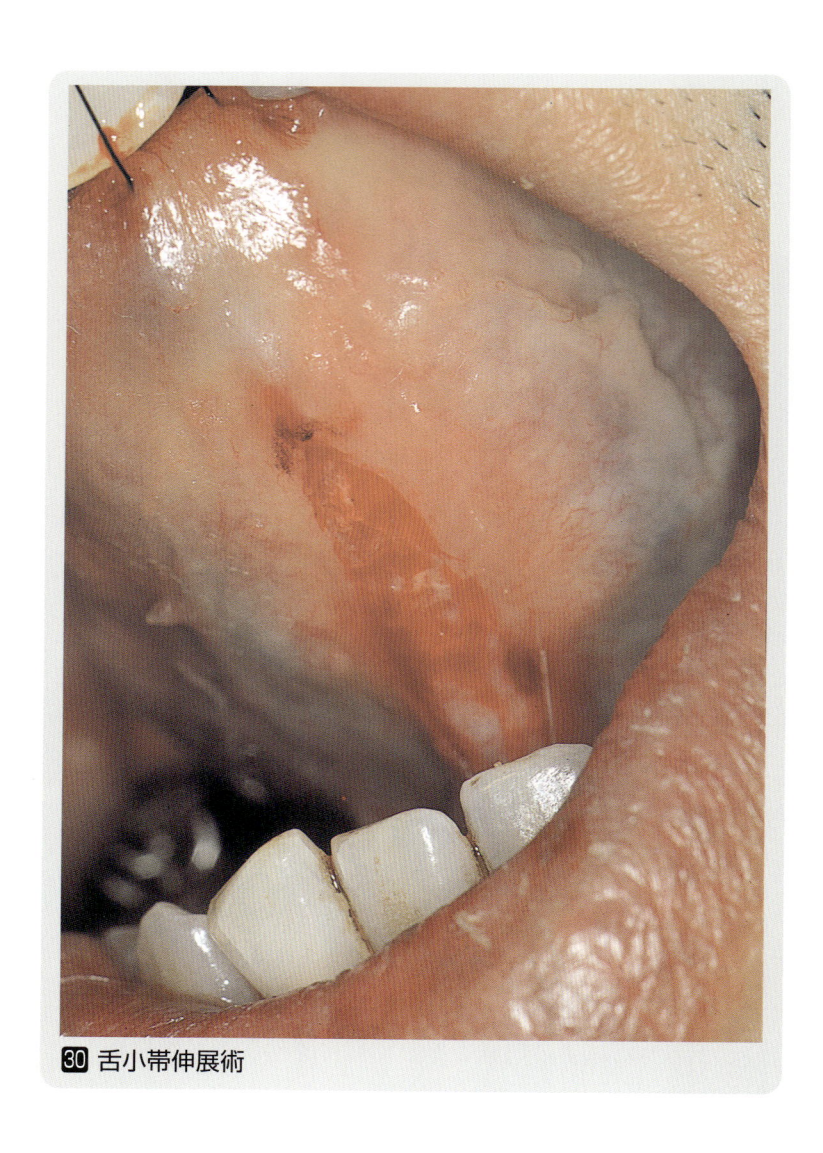

術をすればよい．術後はマクロライド系抗生物質〔エリスロマイシン（1.2 g/day）あるいはロキシスロマイシン（300 mg/day）など〕および非ステロイド系消炎鎮痛剤〔ロキソプ

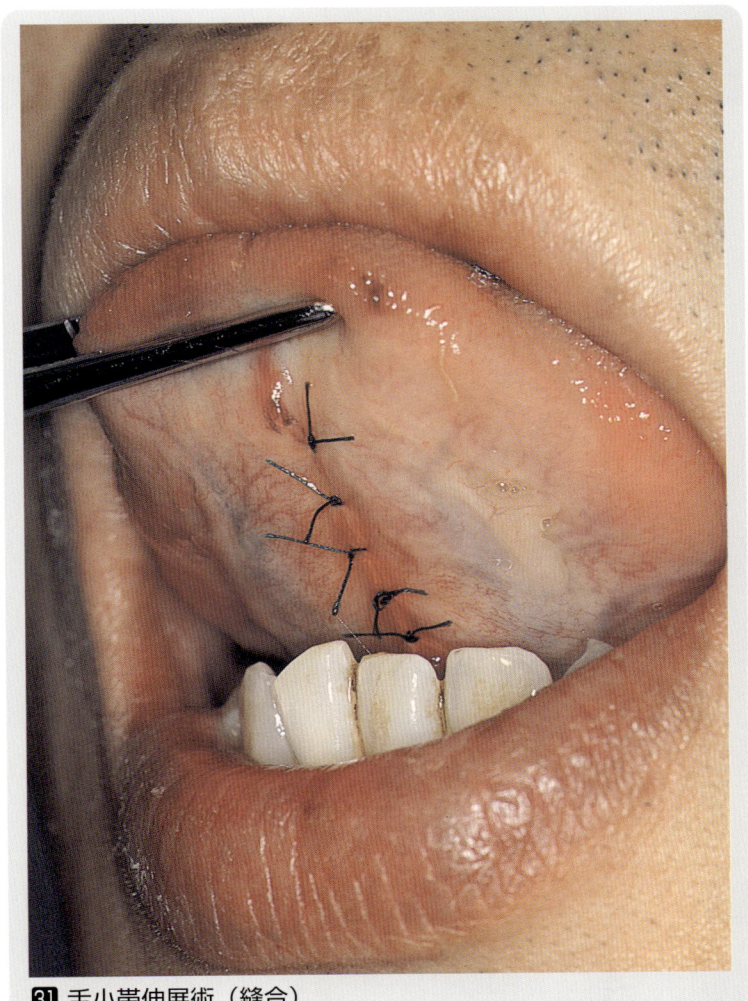

31 舌小帯伸展術（縫合）

ロフェンナトリウム，ナプロキセン，ジクロフェナクナトリウム（3 tab/day）など〕を3～4日間程度投与する．

線維性ポリープ
fibroid polyp

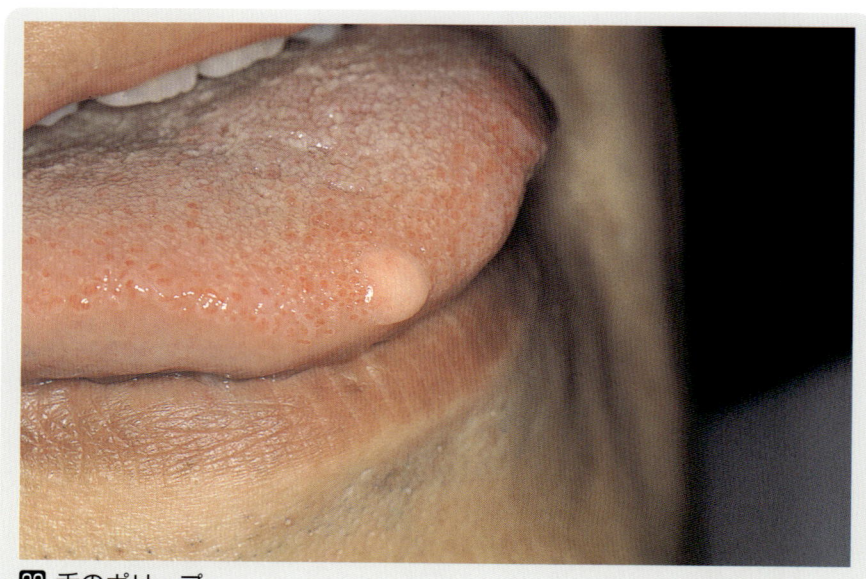

32 舌のポリープ

症状 ポリープは，本来，鼻腔や消化管など管腔をもった臓器の粘膜面にみられる有茎状の腫瘤を指すが，無茎性，扁平状のものまで含めて，良性隆起性病変の総称として用いられる．舌では，舌背の舌尖部に，扁平であるが有茎性で 3～5 mm の小腫瘤として発現することが多い．比較的軟らかく，正常色であるが，表面は乳頭を欠く．発育は，ごく緩慢である（図 **32**）．ほとんど無症状であるが，ある程度大きなものでは気になって違和感を訴える．

診断　有茎性のものは診断しやすいが，無茎性でやや硬い腫瘤の場合には，神経線維腫，血管腫，リンパ管腫などの良性腫瘍と鑑別する必要がある．

治療　小さくて無症状のものは放置してよい．しかし，違和感などがあるときは切除する．切除範囲は周囲1 mm程度の安全域を含めばよく，深さは筋膜が保存される範囲でよい．切除後はマクロライド系抗生物質〔エリスロマイシン（1.2 g/day），ロキシスロマイシン（300 mg/day）など〕また，非ステロイド系消炎鎮痛剤〔ロキソプロフェンナトリウム，ナプロキセン（3 tab/day）など〕を3〜4日間投与する．

院内感染予防対策

手指の消毒：	塩化ベンゼトニウム，クロルヘキシジン，ポビドンヨードなどによる手洗．手袋着用	
器具の消毒：	2％グルタールアルデヒド液浸漬	30〜60分
	0.1％次亜塩素酸ナトリウム液浸漬	60分
	0.5〜1％次亜塩素酸ナトリウム液浸漬	15分
器具の滅菌：	オートクレイブ，121℃	20分
	あるいは132℃	15分
	エチレンオキサイドガス（EOG）滅菌	
印象の消毒：	アルジネート印象	
	① 水洗	2分
	② 0.5〜1％次亜塩素酸ナトリウム液浸漬	15分
	③ 0.5〜1％次亜塩素酸ナトリウム液による石膏練和	
	シリコン印象	
	① 水洗	2分
	② 2％グルタールアルデヒド液浸漬	60分
	③ 0.5〜1％次亜塩素酸ナトリウム液による石膏練和	
義歯の消毒：	2％グルタールアルデヒド液浸漬	30〜60分

血管腫
hemangioma

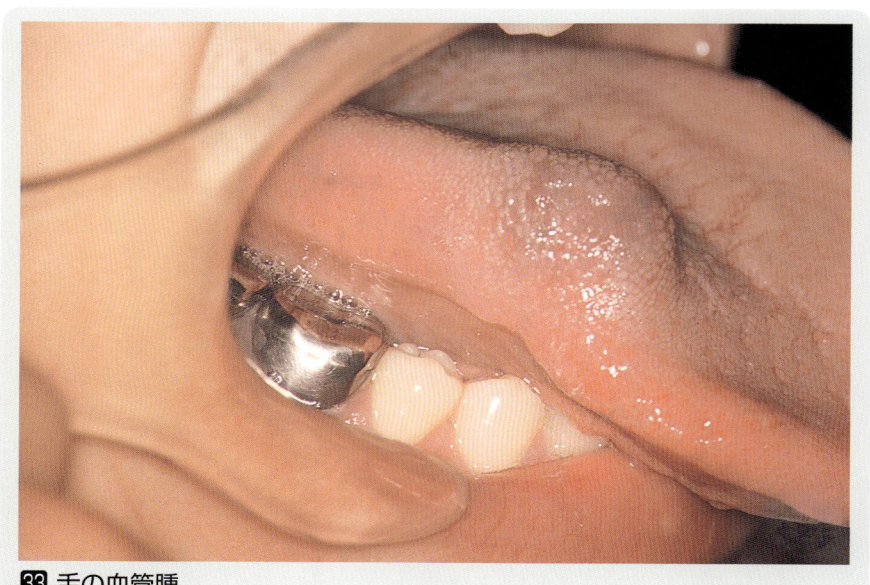

図33 舌の血管腫

症状 舌は口腔血管腫の好発部位であり，その約30％が舌に発現する．多くは粘膜下に赤紫色の腫瘤としてみられる（図33）．ひとかたまりの腫瘤を示すこともあるが，分葉した腫瘤を呈することが多い．深在性のものでは被覆粘膜は正常色を示す．腫瘍は軟らかく，圧すると収縮する．また，浅在性のものでは，圧すると退色する．小さなものは無症状であるが，ある程度大きくなると違和感や構音障害を訴える．まれには高度の出血をみることもある．

診断 表在性のものは赤紫色を呈するので診断しやすい．血管腫は，組織学的には多数の毛細血管が集まった単純性血管腫と，拡張した毛細血管または細静脈からなる海綿状血管腫がほとんどである．圧すると退色したり収縮するなどの特徴がある．深在性のものでは，ほかの良性腫瘍と鑑別する必要がある．比較的大きな症例では，血管造影撮影やRIアンギオグラフィーにより，関与血管の状態，腫瘍の範囲，また，腫瘍の性質などを正確に把握する必要がある．

治療 小さなものは切除されるが，一般的には凍結外科（cryosurgery）が選択される．とくに，海綿状血管腫に対しては凍結外科が奏効するが，本法は術後2～3日は浮腫が強いので，舌，後方部に適用する場合には呼吸管理に注意する．腫瘍が10 mm以上の場合では小範囲に分けて適用し，徐々に腫瘍の減量を行うと安全である．凍結外科は，術中，術後の疼痛は軽微であり，局所麻酔は不要のことが多い．凍結外科手術装置は炭酸ガスや笑気ガスを利用した12R型®（スペンブリー社―白井松器械）あるいは液体窒素を用いた130型システム®（スペンブリー社―白井松器械）などが使用される．凍結外科では，一般的に，術後はポビドンヨード〔イソジンガーグル®：明治〕，塩化ベンゼトニウム〔ネオステリングリーン®：日本歯科薬品〕，臭化ドミフェン〔オラドール®：日本チバガイギー〕などの含嗽剤を使用するが，術後の炎症反応が強い場合にはマクロライド系抗生物質や非ステロイド系消炎鎮痛剤を投与する．

白板症
leukoplakia

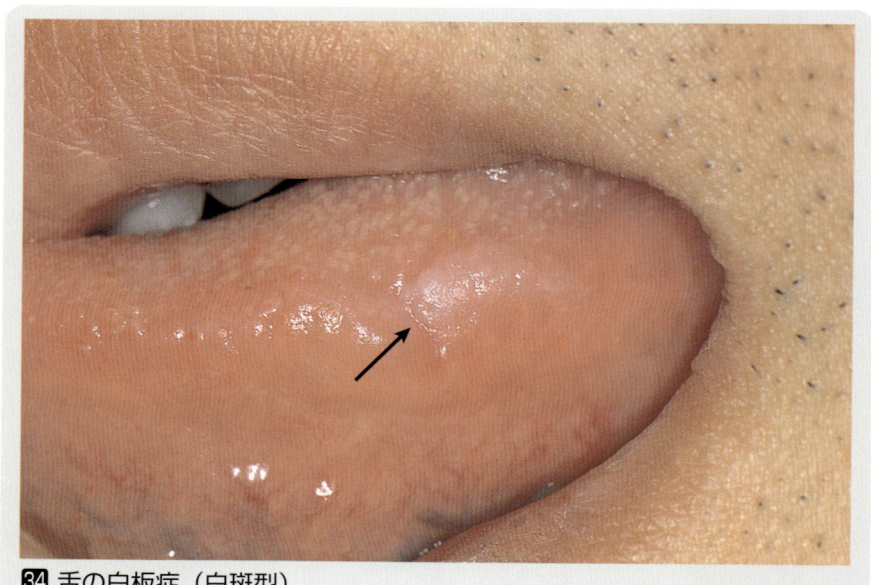

34 舌の白板症（白斑型）

症状 WHO（1978）において，「白板症とは，摩擦によって除去できない白斑病変で，ほかの診断可能な疾患に分類できないもの」と定義されている．一般的に不規則な形の白斑を主徴とする，慢性的な，異角化性の病変で，単発性も多発性もある．口腔では，舌，歯肉，頬粘膜，口底の順に多く発生する．舌では，舌縁から舌下面にかけて好発する．白斑の色調は濃いものから薄いものまでさまざまである．病変部の境界は比較的明瞭なことが多いが，びまん性のものもある．表面は粗糙で，白斑部がほとんど隆起しないものもある（図 **34**）が，数ミリ隆起する場

図35 舌の白板症（隆起型）

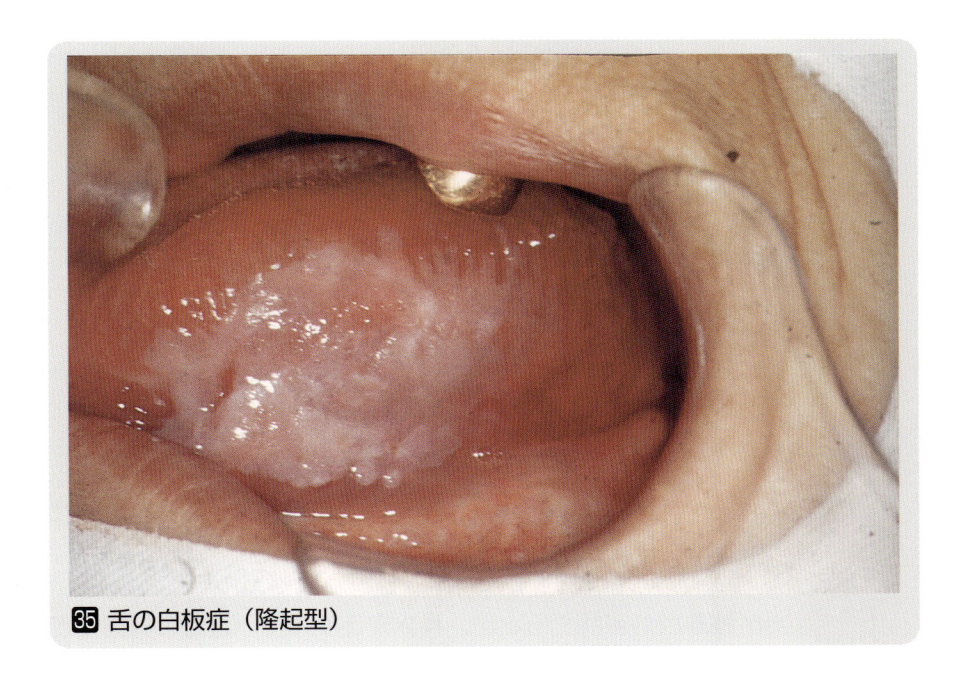

合もある（図35）．自覚症状はないものが多いが，軽度の違和感を訴えることもある．白斑の一部に亀裂を認める場合や，白斑と紅斑が混在する症例（speckled type）もあり，これらは調味料や刺激物が滲みることが多い（図36）．

診断　鋭利な歯や不良補綴物による慢性刺激で舌や頰粘膜に生じる粘膜の白色病変も白板症の範疇に入るが，これは，反応性の過角化病変で，刺激を除去すると速やかに退消する．原因がはっきりしない白色病変では，白斑が明らかで，やや隆起した症例は，

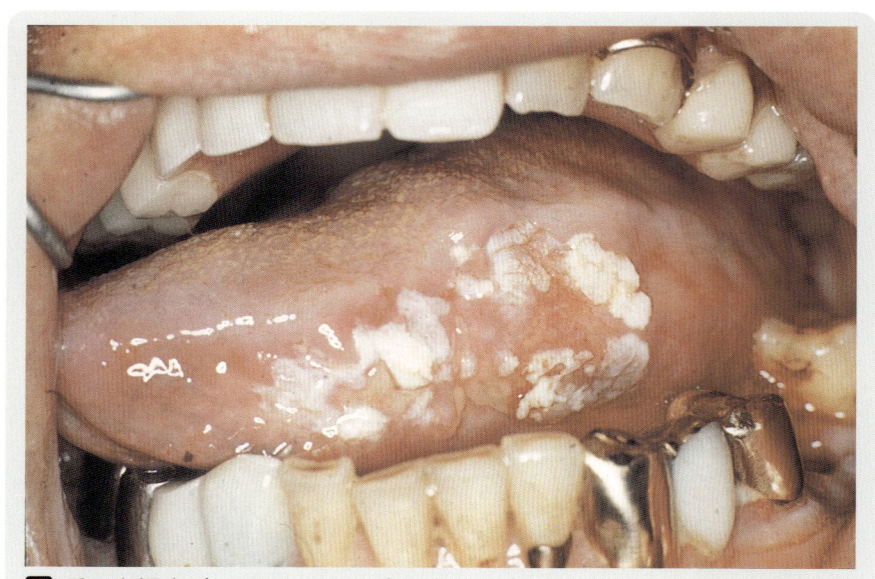

36 舌の白板症（speckled type）

　診断は比較的容易であるが，境界が不明瞭で，白斑と紅斑が混在した場合には扁平苔癬と鑑別する必要がある．扁平苔癬は白斑の紋様がレース状にみえることが特徴で，頬粘膜に両側性に発現することが多い．また，扁平苔癬では軽度の自発痛や刺激痛を伴うこともある．扁平苔癬は炎症性角化病変であるために，ステロイド軟膏の塗布により病状が改善することが多い．また，白色偽膜性病変としてカンジダ性口内炎があるが，これは真菌の1種である *Candida albicans* による感染症である．白色の偽膜が，点状，帯状あるいは斑状に，頬粘膜，舌，口蓋などに比較的広範囲に出現する．偽膜は，急性期にはガーゼで拭うと簡単に剝がれ，その部分の粘膜には発赤やびらんがみられる．白板症は前癌病変あるいは前癌状態とされているので的確な診断

と治療が必要である．とくに，白斑病変部が不均一な症例や白斑と紅斑が混在した病変（speckled type）は悪性化しやすいので，特別の注意が必要である．また，簡単に切除された症例でも病理組織学的な診断を得ておく必要がある．

治療　舌や頬粘膜で，小範囲のものは切除し，一次縫縮する．切除範囲は，境界の明瞭なものでは周囲 5 mm 程度でよいが，境界の不明瞭な場合は切開線の設定は必ずしも容易ではなく，一般に，10 mm 程度の安全域を含めた切除が行われる．切除の深さは筋層の一部が含まれることが望ましい．広範囲の症例では切除後に皮膚移植を行う．また，広範囲で，曲面を呈する病変，あるいは舌から口底に及ぶような複数の面の病変では Nd：YAG レーザー照射〔デニックス Nd：compact：デニックス〕あるいは CO_2 レーザー照射〔ヨシダオペレーザー：吉田製作所，ナノレーザー GL Ⅱ：GC〕や Er：YAG レーザー〔デンライト：セキムラ〕などによる蒸散が行われる．凍結外科も有効である．レーザー照射や凍結外科は術後の瘢痕形成が軽微であるので，広範囲の病巣でも数回に分けて適応することにより植皮術を回避することができる利点がある．しかし，照射や凍結により得られる組織壊死の深さが必ずしも明確ではないこと，切除標本が得られないことなどの欠点がある．

　エトレチナート〔チガソン®（10～30 mg/day）：ロシュ〕などの薬物療法は，一般的には，完治が期待されないことが多い．

舌結核
tuberculosis of tongue

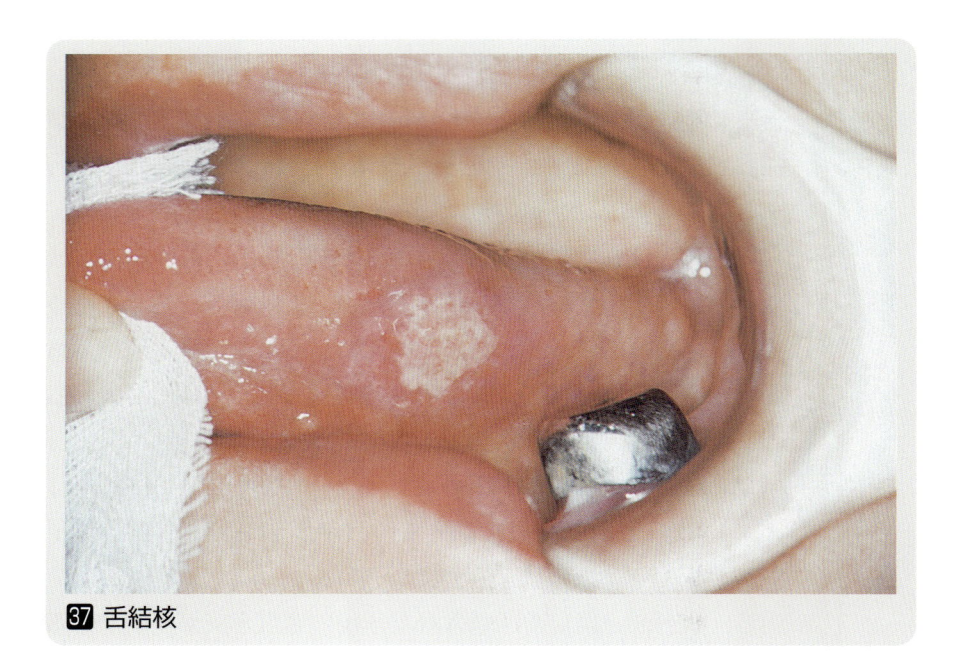

37 舌結核

症状 結核菌（*Mycobacterium tuberculosis*）の感染により発症するが，外部から直接的に感染し口腔に初発することはまれで，開放性結核患者がその喀痰から口腔へ，あるいは血行性に，多くは顎へ，リンパ行性に顎下リンパ節，頸部リンパ節に発症することが多い．口腔粘膜では，舌，口唇，歯肉，あるいは口蓋に生じるが，とくに，舌に好発する．辺縁の不規則な，掘削性で有痛性の潰瘍を示す．一見すると悪性腫瘍による潰瘍のようにみえるが硬結はない（図 **37**）．

　顎下部あるいは頸部の結核性リンパ節炎は，直径 1 〜 2 cm

の無痛性で可動性の腫瘤を示す．このリンパ節は次第に腫大し，可動性が失われ，皮膚に結核性の潰瘍を形成することもある．

診断　ツベルクリン反応は強陽性を示す．胸部エックス線撮影，喀痰培養を行う．結核性潰瘍の確定診断は病理組織学的ならびに細菌学的な検査により得る．

治療　とくに，肺の開放性病巣や，あるいは骨，腸管，腎臓，卵巣，副睾丸などの口腔以外の臓器の結核病巣の検索が重要であり，専門医の診断が必要である．化学療法としては，抗結核剤の投与を行うが，標準的には，結核菌塗抹陰性で，かつ空洞を伴わない場合は，イソニアジド（0.3〜0.4 g/day），リファンピシン（0.45 g/day）などが，結核菌塗抹陽性で，空洞がみられるときは，イソニアジド（0.3〜0.4 g/day），リファンピシン（0.45 g/day），塩酸エタンブトール（0.5〜0.75 g/day）などが使用される．

　口腔の潰瘍に対しては口腔内の清潔に留意し，刺激源は除去する．

　結核性リンパ節炎は外科的に切除し，かつ，前述と同様の抗結核剤化学療法を行うこともある．

舌 癌
carcinoma of tongue

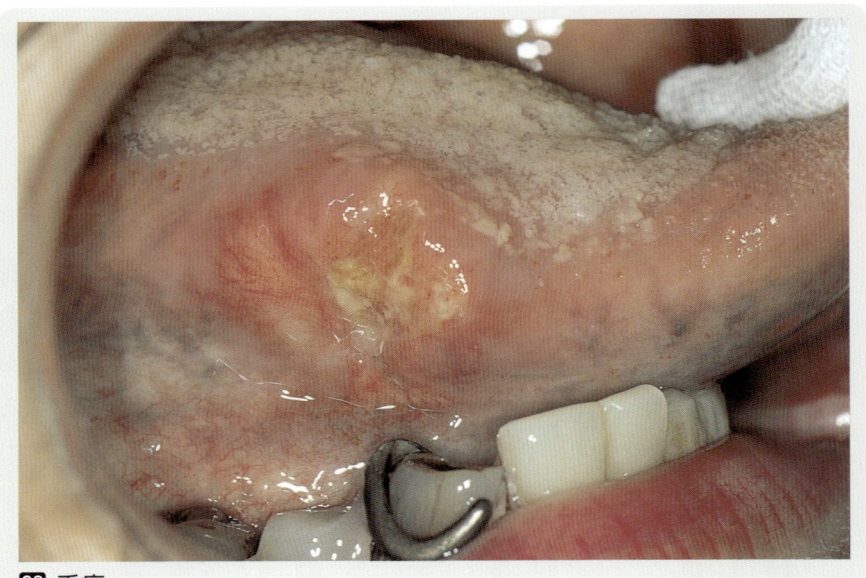

38 舌癌

症状　口腔癌は癌全体の2〜5％とされている．舌は口腔癌の好発部位であり，舌癌は口腔癌の約50％を占める．舌での好発部位は舌縁後方で，舌背や舌尖にはほとんど発生しない．年齢的には，舌癌は50〜60歳代に多いが，30〜40歳代においてもまれではない．初期症状は小びらんや小さな潰瘍であるが，白板症を伴うことも少なくない．小さな病変でも治癒傾向がみられず，触診すると硬結を触れ，圧痛がみられることもある．典型例では，癌性潰瘍の表面は小顆粒状で，灰白色の壊死組織が点在する．周囲はやや盛り上がり，硬結が著明である（図**38**）．

舌癌では早期に自発痛が出現することも多い．

診断

小さなびらんや潰瘍でも，鋭利な歯や不良充填物の刺激を取り除いたり，抗生物質含有のステロイド軟膏塗布治療を行い，2週間以上経過しても改善されなかったり，治癒しない場合は注意を要する．また，白板症で不規則な隆起を示すものや，白斑と紅斑の混在型（speckled type）で，盛り上がりや，びらんが進行する場合は悪性化を疑うべきであり，病理組織学的な診断が必要である．癌以外で舌の疼痛を自覚する疾患には再発性アフタや舌乳頭の萎縮性病変があるが，これらは病変部の肉眼的変化が特徴的であるため鑑別が容易である．また，舌痛症では，舌には器質的な変化は全くみられないこと，疼痛の範囲が比較的広いこと，食事中は痛みを感じないこと，などから鑑別される．

治療

舌癌の治療は放射線治療，外科的治療が主体で，それに化学療法や免疫療法，あるいは温熱療法などを加えた，高度の専門的知識と技術をもって行われる．また，舌癌は比較的早期に頸部リンパ節転移を起こしやすい．転移症例では，頸部郭清術が行われ，原発巣を含めて一塊として切除される．切除手術後の舌の形態と機能の回復には口腔外科と形成外科などのチーム医療が必要である．舌癌の5年生存率は40〜80％とされている．

口腔に症状を現すおもな血液疾患および出血性素因

血管の異常	先天性	① 遺伝性出血性毛細血管拡張症（Osler–Rendu–Weber病など）
	後天性	① 単純性紫斑病 ② アレルギー性紫斑病 ③ 二次的なもの（ビタミンC欠乏による壊血病など）など
血小板の異常	先天性	① 遺伝性血小板減少症 ② 血小板無力症 ③ Fanconi症候群など
	後天性	① 特発性血小板減少性紫斑病（ITP, Werfhof病） ② 二次性血小板減少性紫斑病（薬剤，感染などによる再生不良性貧血） ③ 白血病，多発性骨髄腫，骨髄への癌の転移
血液凝固因子の異常		① 血友病A：第Ⅷ因子の欠乏 ② 血友病B, Christmas病：第Ⅸ因子の欠乏 ③ 血友症C, PTA欠乏症：第ⅩⅠ因子の欠乏 ④ パラ血友病：第Ⅴ因子の欠乏 ⑤ von Willebrand病：第Ⅷ因子とvon Willebrand因子の欠乏
血液凝固因子の減少		① ビタミンKの欠乏 ② 肝障害 ③ 体内消費の増加（播種性血管内凝固症候群　DIC）
その他の血液疾患		① 巨赤芽球性貧血（悪性貧血） ② 鉄欠乏性貧血

5 歯肉の病変
lesions of gingiva

メラニン色素沈着	76
歯肉炎	78
カルシウム拮抗薬による歯肉増殖症	80
フェニトイン歯肉増殖症	81
再発性アフタ	82
褥瘡性潰瘍	84
義歯性線維腫	86
浸潤麻酔刺入部の歯肉潰瘍	88
歯肉膿瘍	90
歯瘻	93
エプーリス	96
白板症	99
歯肉癌	102
白血病による歯肉出血	106

メラニン色素沈着
melanin pigmentation

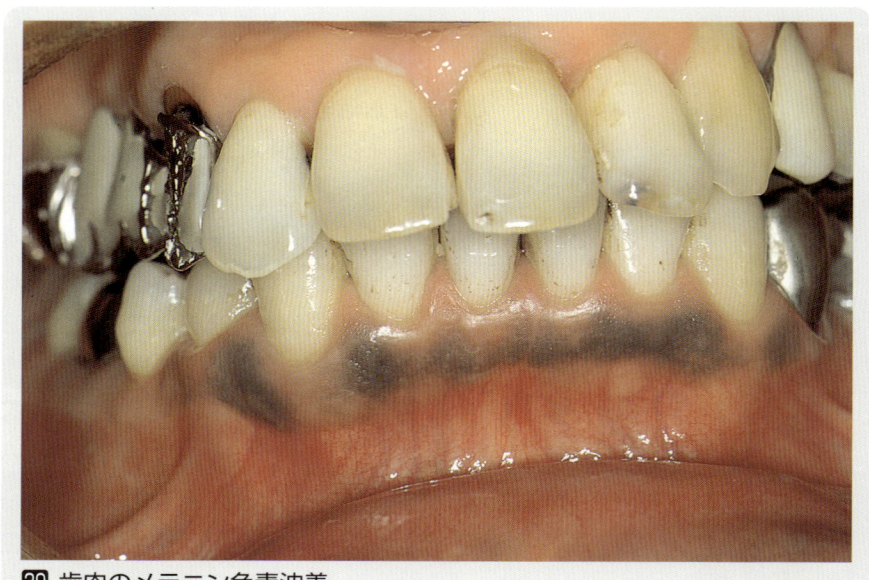

39 歯肉のメラニン色素沈着

症状 歯肉や口蓋のメラニン色素沈着は，普通，病的なものではなく，日本人の5％程度にみられるとされているが，実際の発生頻度はそれより高いように感じられる．着色は，主として前歯部から小臼歯部の上下顎歯肉で，唇側に現れる．歯肉縁から1～2mm離れて幅3～5mm程度の着色が歯槽隆起部に帯状に出現する．色調は薄い褐色から黒褐色のものまである．色素沈着部は隆起することなく，特別の自覚症状もみられない（図**39**）．

診断 歯槽隆起部に沿った，まったく隆起のない，褐色あるいは黒褐色の帯状の着色であるので，診断は容易である．鑑別疾患としては Peutz-Jeghers 症候群，Addison 病などがある．前者の場合，着色は斑状であり，口唇，舌，頰粘膜などにも多数の着色斑が現れる．後者は慢性副腎機能低下による疾患で，易疲労性，体重減少，鉄欠乏性貧血および血清中のナトリウム減少，カリウム上昇などの代謝障害がみられ，さらに皮膚や粘膜のびまん性の著しい色素沈着を示す．また，悪性黒色腫も鑑別すべき疾患である．悪性黒色腫は不規則な黒色斑を示し，隆起した部分が認められることが多い．

治療 とくに，治療の必要はないが，審美的な障害を訴える場合はレーザー照射による蒸散を行う．CO_2 レーザー〔ナノレーザー GL Ⅱ：GC，ヨシダオペレーザー：吉田製作所〕また，Nd：YAG レーザー〔デニックス Nd：compact：デニックス〕，半導体レーザー〔オサダライトサージ 3000：OSADA〕などがある．照射後はアズレンスルホン酸ナトリウム〔ハチアズレ®：東洋製化—小野，アズノール®：日本新薬，など〕，ポビドンヨード〔イソジンガーグル®：明治〕，塩化ベンゼトニウム〔ネオステリングリーン®：日本歯科新薬〕，臭化ドミフェン〔オラドール®：日本チバガイギー〕などの含嗽剤を使用する．また，炎症反応が強い場合はマクロライド系抗生物質〔エリスロマイシン（1.2 g/day），ロキシスロマイシン（300 mg/day）〕および非ステロイド系消炎鎮痛剤〔ロキソプロフェンナトリウム，ジクロフェナクナトリウム，ナプロキセン（3 tab/day）など〕を服用する．

歯　肉　炎
gingivitis

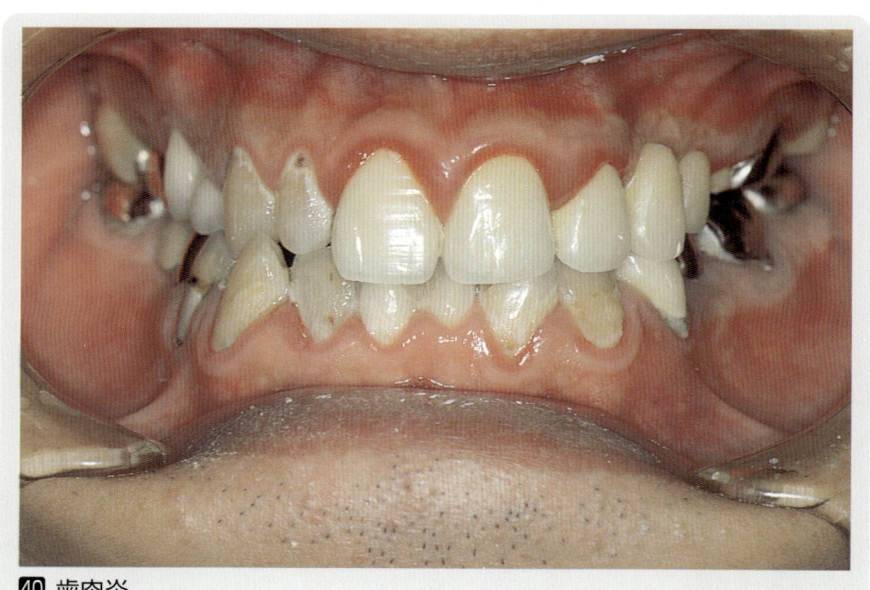

40 歯肉炎

症状　歯肉炎は，本来，歯肉における炎症を現す名称であるが，一般には辺縁性歯周疾患における歯肉の炎症で，歯槽骨など歯周組織の破壊がないか，あっても，きわめて軽度な状態の場合に用いられる．歯間乳頭を中心とした歯肉の発赤，腫脹，出血などが主たる症状である（図**40**）．歯垢や歯石あるいは不適合補綴物などが原因でポケットが形成され，そこに炎症が生じる．疼痛などの自覚症状はみられないが，歯肉出血を主訴として来院する．

診断 歯肉の炎症が歯間乳頭部にほぼ限局しており，歯垢や歯石あるいは不適合補綴物がみられるときは歯肉炎と考えてよい．炎症が歯間乳頭を越え，付着歯肉，遊離歯肉へと拡大しているときは，辺縁性歯周炎あるいは歯槽骨炎と診断される．また，糖尿病などの基礎疾患がある場合には炎症症状が助長される．妊娠性歯肉炎も，基本的には歯垢や歯石が原因となる．そのほか，鑑別疾患として，抗てんかん剤であるヒダントイン系薬剤や降圧剤であるニフェジピン（アダラート®：バイエル，など）の副作用による歯肉肥大がある．

治療 歯石除去，ルートプレーニングおよびその後のブラッシングにより治癒する．

カルシウム拮抗薬による歯肉増殖症
gingival hyperplasia induced by Ca antagonist

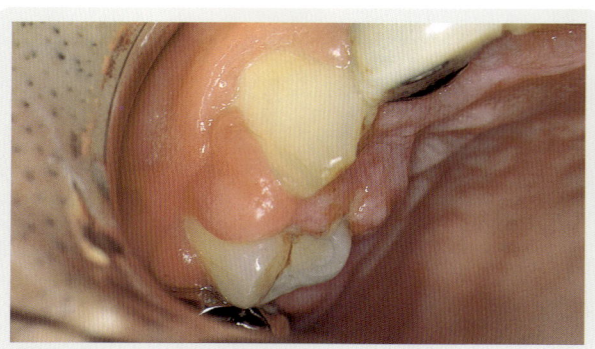

41 カルシウム拮抗薬による歯肉増殖症

症状 歯間乳頭が結節状に腫脹する（図 **41**）．やや硬く，表面は凹凸する．本来，疼痛は伴わないが，二次的に炎症が加わると発赤，疼痛，出血などが発現する．発症機序は明確ではないが，Ca拮抗薬がCaイオンの線維芽細胞内流入を阻害し，コラーゲン合成が促進されるためなどとされている．

診断 高血圧症や狭心症などの治療に処方されるカルシウム拮抗薬（アダラート®，バイミカード®，ヘルベッサー®など）の内服により誘発される．内服が1か月以上に及ぶと10〜15％の率で発症するとされている．病理組織学的には歯肉上皮の増殖，肥厚および粘膜固有層における膠原線維の増生，比較的軽度の炎症性細胞浸潤が観察される．

治療 内科主治医の診断により薬剤の変更が行われることが基本である．しかし，薬剤の変更や中止のみでは歯肉腫脹が消失することは少なく，歯石除去，その後のプラークコントロール，ブラッシングなどが重要である．治療後1〜2，3か月で腫脹は消退する．歯肉切除が必要な症例は少ない．

フェニトイン歯肉増殖症
phenytoin induced gingival hyperplasia

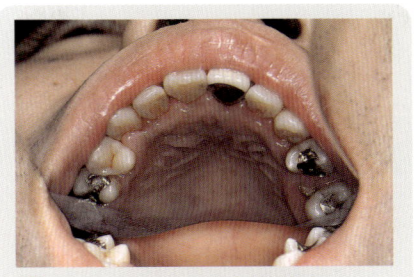

42 フェニトイン歯肉増殖症

症状 初期は歯肉縁および歯間乳頭部に軽度の発赤，腫脹が生じ，引き続いて同部が増殖する（図 **42**）．次第に腫瘤状を呈し，やや弾力性を有する．表面には凹凸が出現する．増殖が高度になると歯冠を覆い隠すこともある．二次的に炎症が加わると疼痛や出血が発現する．

診断 抗てんかん薬であるフェニトイン（アレビアチン®：大日本，ヒダントール®：藤永─三共，フェニトインN®：三晃など）を内服した場合，およそ50％に歯肉増殖症が発生するとされている．増殖の程度は投与期間よりは，日々の投与量に影響され，量が少なければ1年以上服用しても歯肉増殖がみられない場合もある．病理組織学的には，歯肉上皮の肥厚増殖，上皮突起の不規則な延長や，粘膜固有層では細胞質の乏しい緻密な膠原線維の増殖がみられる．発生機序は，明らかではないが，フェニトインのCa拮抗作用（前ページ参照）が関与するものとされている．

治療 フェニトインの減量が基本であるが，原疾患を制御するための薬剤投与量は主治医の診断による．歯科的には，歯石除去，プラークコントロールなど口腔衛生管理が重要である．歯冠が覆われ，咀嚼が障害される場合は歯肉切除の適応となる．

再発性アフタ
recurrent aphtha

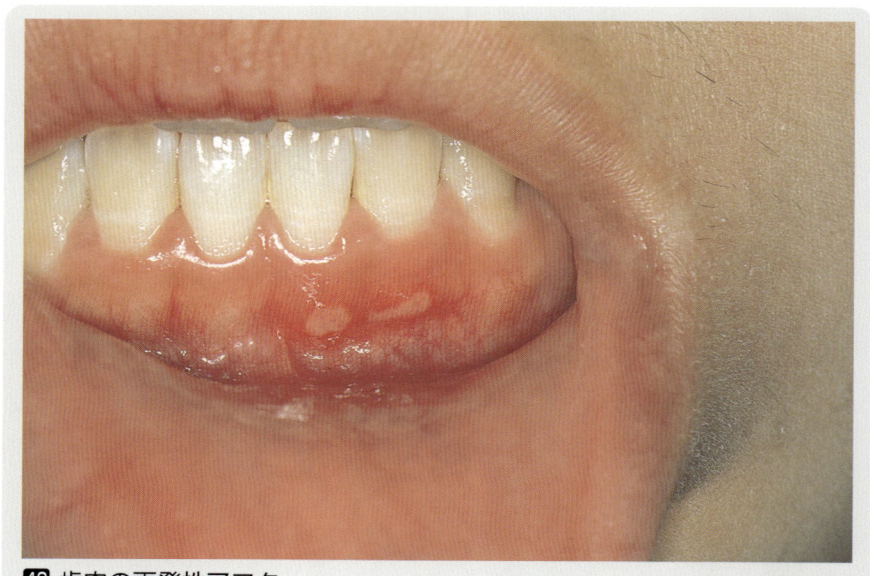

43 歯肉の再発性アフタ

症状 直径2～10 mm程度の境界の明瞭な，円形ないしは長円形の浅い潰瘍で，表面は黄白色の線維性偽膜で覆われる．潰瘍の周囲は赤く縁どられるように発赤し，紅暈（red halo）といわれる（図 **43**）．接触痛が強く，とくに，摂食時の疼痛は激しい．所属リンパ節の腫脹や疼痛もしばしばみられる．舌や口唇にも好発し，1～数か月の間隔で再発することが多い．

診断 2～3個のアフタが癒合すると不整形を示すが，個々のアフタは円形か長円形であり，境界の明瞭な，浅い潰瘍であるので，

診断は容易である．鑑別疾患として，Behçet病があげられる．Behçet病は口腔の再発性アフタ，皮膚の結節性紅斑，眼の前房蓄膿性ブドウ膜炎，外陰部の再発性潰瘍を4大症状とし，特定疾患難病に指定されている．再発性アフタは2：1の割合で女性に多く，Behçet病はその割合で男性に多い．再発性アフタとBehçet病のアフタとは区別は困難であるが，後者の場合は直径10 mm前後の比較的大きな潰瘍ができやすいようである．

治療

テトラサイクリン軟膏〔テトラサイクリンCMCペイスト「昭和」®：昭和薬化工〕とトリアムシノロンアセトニド軟膏〔ケナログ®：ブリストル・マイヤーズスクイブ〕を同量混合した軟膏の塗布，トリアムシノロンアセトニド貼付薬〔アフタッチ®：帝人―小玉，ワプロン-P®：救急―興和〕の貼付，プロピオン酸ベクロメタゾン〔サルコート®：帝人―藤沢〕の噴霧などを行う．

褥瘡性潰瘍
decubital ulcer

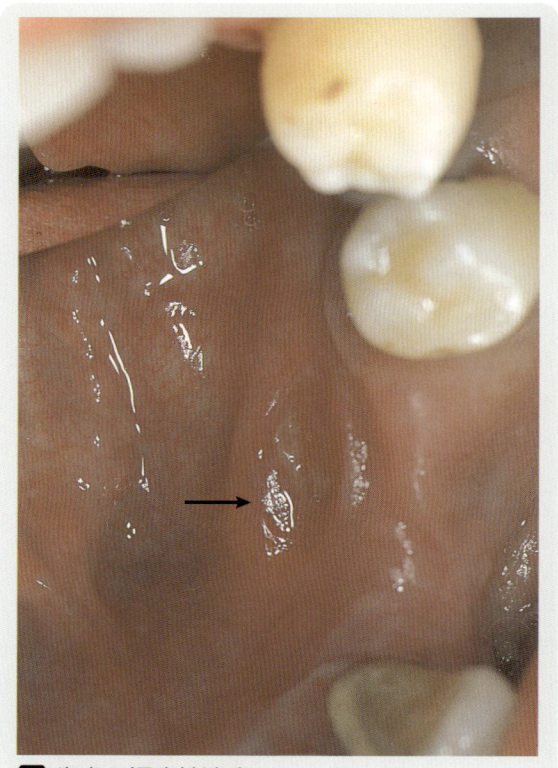

44 歯肉の褥瘡性潰瘍

症状　ある程度以上の圧迫や摩擦が慢性的に作用すると，その部分に循環障害や上皮の剝離をきたし，刺激が高度の場合には潰瘍が発生する．歯肉では不適合義歯の床縁に生じることが多く，刺激痛が強い．潰瘍は不整形で，周囲はやや盛り上がることがあるが，辺縁はスムーズである．潰瘍面は灰白色あるいは黄白色

の偽膜で覆われ，周囲粘膜は発赤するが硬結はない（図 44）．歯槽骨の一部が露出することがある．

診断 義歯床縁の刺激部位に一致して，潰瘍がみられることを確認する．褥瘡性潰瘍は，原因の除去により速やかに治癒する．原因を除去しても治癒しないときは，結核，梅毒あるいは癌などの潰瘍と鑑別しなければならない．歯肉癌は早期に骨内に浸潤するのでエックス線写真による診断が有効である．口腔結核による潰瘍は辺縁の不規則な掘削性を示し，有痛性であるが，硬結はない．結核性潰瘍が疑われるときは，胸部エックス線撮影，喀痰培養，ツベルクリン反応，ならびに病理組織学的検査が必要である．梅毒では，ワッセルマン反応，梅毒凝集反応，ガラス板法，TPHA（TP 感作血球凝集反応）などを行う．梅毒第一期（感染後 3 週間）の口腔粘膜潰瘍は浅く，痂皮で覆われることが多く，疼痛はみられないことが多い．

治療 義歯をつくり直すことが必要であるが，とりあえずはリベースする．リベースには COE‒COMFORT（GC AMERICA INC.），Soft‒Liner（ジーシー）などが用いられる．潰瘍面への塗布薬としてテトラサイクリン軟膏〔テトラサイクリン CMC ペイスト「昭和」®：昭和薬化工〕とトリアムシノロンアセトニド軟膏〔ケナログ®：ブリストル・マイヤーズスクイブ〕を同量混合したものが有効である．歯槽骨の一部が露出した症例では，骨バーやラウンドバーなどで骨表面を一層削除すると治癒が促進される．

義歯性線維腫
denture fibroma

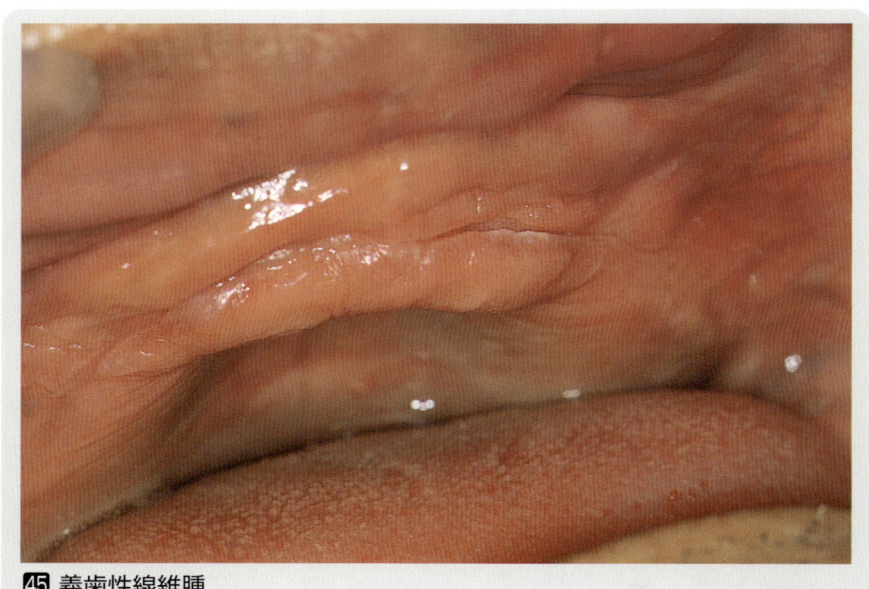

45 義歯性線維腫

症状　日常的には義歯性線維腫とよばれているが，真の腫瘍ではないため義歯性線維症と呼称されるに至った．歯槽堤が低く，安定性不良の義歯床の慢性刺激に対する炎症性の反応物である．本来の歯槽堤の頰側あるいは舌側に，ひだ状または分様結節状の増殖として認められる．表面は発赤し，比較的軟らかい（図 **45**）．刺激が強く，褥瘡性潰瘍を伴わないかぎり特別の痛みはない．

診断 義歯の床縁に沿った増殖物であるので，診断は比較的容易である．義歯性線維腫の発生原因については，床縁の機械的刺激以外に，床の成分の化学的刺激も考慮する必要があるとの意見もある．

治療 切除手術を行う．V字型の断面で切除するが，歯槽堤が極端に低いことが原因で義歯性線維腫が生じる症例では，歯槽堤形成術を行わないと根本解決に結びつかない．歯槽堤形成術は，歯を喪失した歯槽頂に近接して付着する軟組織を切り下げて相対的に歯槽堤を形成する方法と，腸骨移植やハイドロキシアパタイトなどの人工骨を添加する絶対的歯槽堤形成術とがあるが，非可動性の付着歯肉を有する歯槽堤を得ることはかなり難しい．

浸潤麻酔刺入部の歯肉潰瘍
gingival ulcer induced by infiltration anesthesia

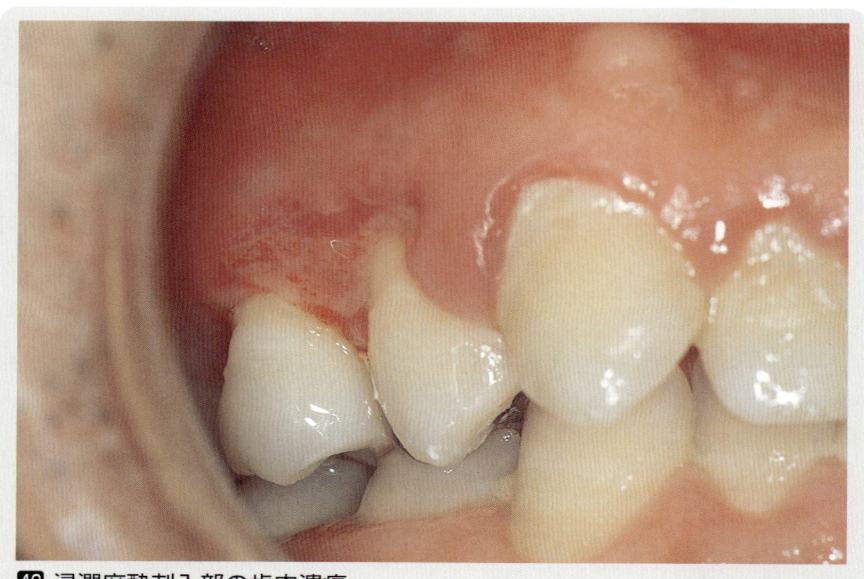

46 浸潤麻酔刺入部の歯肉潰瘍

症状　浸潤麻酔刺入点を中心に 5〜10 mm 程度の不整形の潰瘍を形成する．潰瘍面は淡黄色の偽膜で覆われ，潰瘍の周囲は発赤し，接触痛がある（図 **46**）．普通，1 週間以内で治癒する．上顎大臼歯部口蓋側では，やや深く，直径 10 mm 程の潰瘍が形成され，ときには歯槽骨が露出することがあるが，これは大口蓋動脈の栄養支配下の粘膜部位の一部がエピネフリンの血管収縮作用により虚血壊死に陥ったためと推測される．

診断 浸潤麻酔の翌日には潰瘍がみられる．エピネフリン添加の局所麻酔薬の使用のときに発生しやすいようである．また，局所的な条件として，歯肉炎が存在し，歯肉縁に浮腫や発赤がみられる場合にも潰瘍が生じやすい．

治療 潰瘍面を清潔に保つ．トリアムシノロンアセトニド軟膏〔ケナログ®：ブリストル・マイヤーズスクイブ〕あるいはテトラサイクリン軟膏〔テトラサイクリン CMC ペイスト「昭和」®：昭和薬化工〕を塗布する．疼痛が強い場合にはユージノール系パック〔サージカルパック N®：昭和薬化工〕で覆う．

歯肉膿瘍
gingival abscess

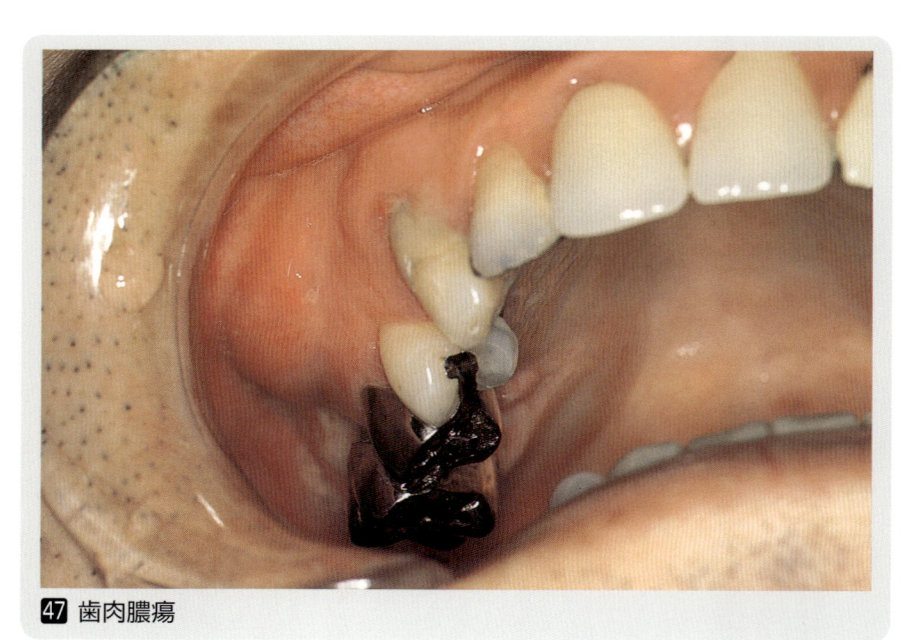

47 歯肉膿瘍

症状 根尖性あるいは辺縁性の化膿性炎などに続いて起こる歯肉粘膜下あるいは歯肉骨膜下の膿瘍で，パルーリス（parulis）ともいわれる．原因歯部の歯肉を中心とした歯肉の発赤，腫脹が著明で，波動を触れる．自潰して排膿がみられることも多い（図 **47**）．自発痛は膿瘍形成時に強いが，その後は軽減する．原因歯は弛緩し，打診痛もある．

診断 触診により波動を確認する．多くの場合，エックス線写真により根尖病巣や辺縁性歯周炎による骨吸収像がみられる．比較的

大きな歯根嚢胞が感染源のこともある．また，歯牙腫あるいはエナメル上皮腫のような顎骨内の腫瘍が発見されることもある．上顎臼歯部では，術後性上顎嚢胞との鑑別が必要である．まれには他臓器癌の転移巣が歯肉膿瘍状を呈することがあるが，この場合，骨の吸収が著明である．膿瘍を穿刺あるいは切開して採取した膿は，細菌検査を行う．膿の採取保存輸送用容器としてはシードスワブ®1号「栄研」（栄研器材）が便利である．

起炎菌としては，黄色ブドウ球菌（*Staphylococcus aureus*），β溶血性レンサ球菌およびα溶血性レンサ球菌などが主体であるが，ペプトコッカス（*Peptococcus*），ペプトストレプトコッカス（*Peptostreptococcus*），ベイヨネラ（*Veillonella*），ユーバクテリウム（*Eubacterium*），バクテロイデス（*Bacteroides oralis, Bacteroides melaninogenicus*）などの嫌気性菌との混合感染も少なくない．

治療

膿瘍周囲に浸潤麻酔〔2％キシロカイン®：藤沢，高血圧症患者では3％シタネスト・オクタプレシン®：藤沢，など〕を行い，切開する．切開は11番メス〔フェザーディスポーザブルスカルペル®：フェザー安全剃刀〕を用い，膿瘍の頂点を中心に排膿がみられる深さまで達する．排膿がみられたら鈍的に排膿路を拡大し，ゴムドレインあるいはシリコンペンローズドレインなどを挿入する．膿瘍は切開して排膿すると治癒が促進される．切開後は，ペニシリン系抗生物質〔アンピシリン，タランピシリン，レナンピシリンなど（1.5 g/day）〕，セフェム系抗生物質〔セファレキシン（1.5 g/day），セファクロル（750 mg/day），セフジニル（300 mg/day）など〕，あるいは化学療法剤〔オフロキサシン，シプロフロキサシン（300〜600

mg/day)〕などを 5 〜 7 日間投与する．非ステロイド系消炎鎮痛剤としてはジクロフェナクナトリウム，ロキソプロフェンナトリウム，ナプロキセン（3 tab/day）などを 3 〜 5 日間投与する．併用薬剤として，消炎酵素剤〔セラペプターゼ（15 〜 30 mg/day），塩化リゾチーム（30 〜 150 mg/day）〕などがあげられる．胃腸障害防止のため健胃剤〔S・M®（3 包/day）：三共，など〕，消化性潰瘍剤〔イサロン®（300 mg/day）：グレラン—武田，セルベックス®（150 mg/day）：エーザイ，など〕，乳酸菌製剤〔ラック B®（3 g/day）：日研，ポリラクトン®（3 〜 6 cap/day）：ミドリ十字〕などを投与することも多い．

歯性感染症のおもな起炎菌

好気性グラム陽性菌	嫌気性グラム陰性菌
口腔レンサ球菌	Fusobacterium
Corynebacterium	Bacteroides
ブドウ球菌 など	Veillonella など
嫌気性グラム陽性菌	通性嫌気性グラム陰性菌
嫌気性ブドウ球菌	Haemophilus
（Peptococcus）	Pseudomonas など
嫌気性レンサ球菌	
（Peptostreptococcus）	
Eubacterium など	

（文献 19）より）

歯　瘻
dental fistula

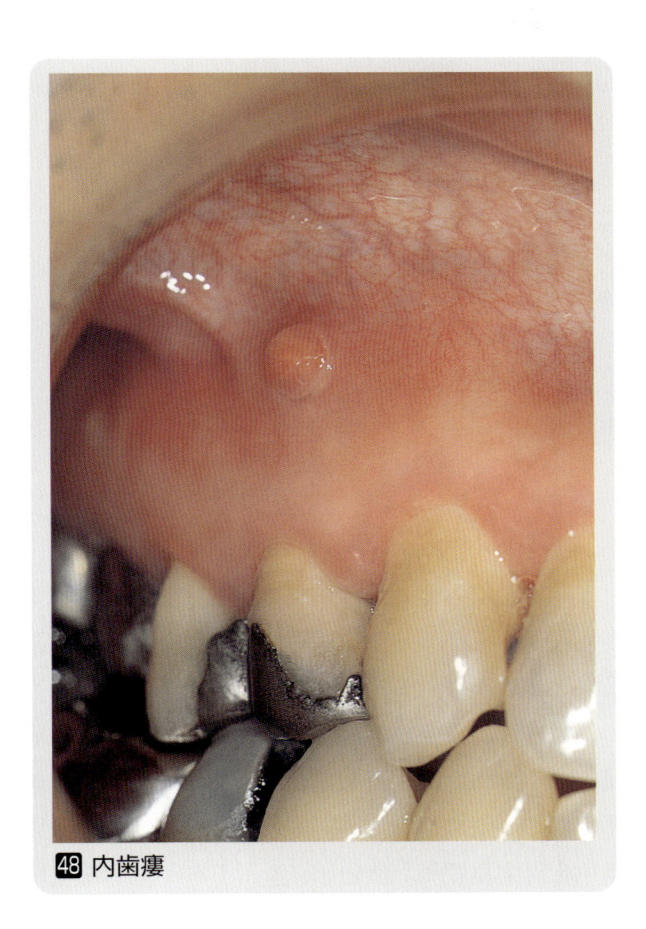

48 内歯瘻

症状　歯性の慢性化膿性疾患の病巣部と口腔粘膜，あるいは顔面皮膚とのあいだに形成される交通路で，瘻管および瘻孔からなる．口腔粘膜に開口する場合を内歯瘻（図 **48**），顔面皮膚に開口するものを外歯瘻という（図 **49**）．内歯瘻はほとんどが唇側ある

93

49 外歯瘻

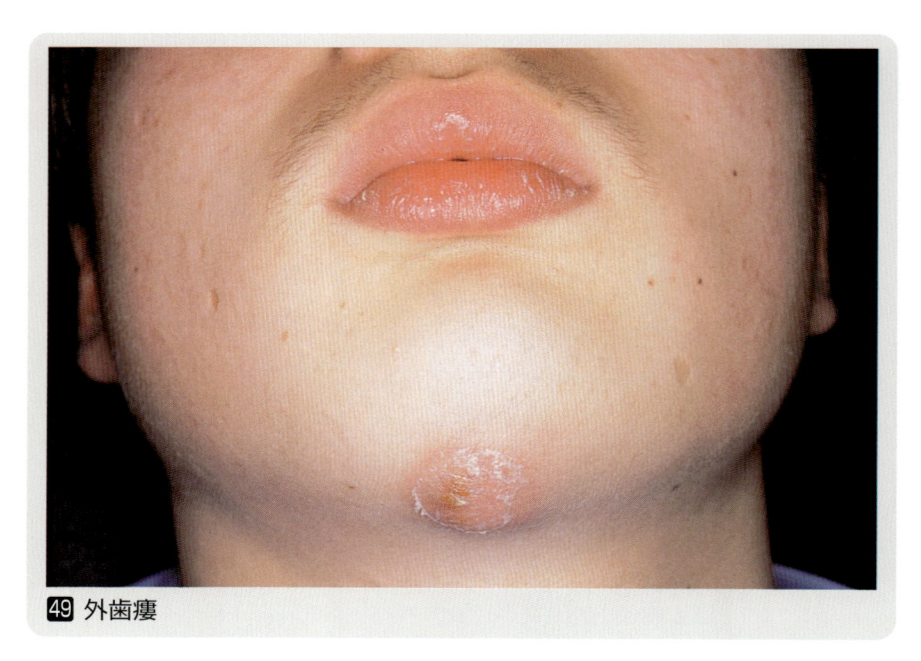

いは頬側に開口する．開口部は瘻孔とよばれ，肉芽組織がやや盛り上がり，その周囲を圧迫すると，瘻孔から膿，滲出液，血液などが排出される．自覚症状はほとんどない場合が多い．

　外歯瘻は，ほとんどが下顎にみられ，下顎下縁のやや上方に開口する．原因歯が上顎前歯部である場合の外歯瘻形成の好発部位は，内眼角部である．瘻孔はやや陥凹し，周囲の皮膚は暗赤色を呈することが多い．

診断　失活歯あるいは残根状態の齲歯を認め，エックス線写真で根尖病巣が確認される．瘻孔から歯科用ゾンデを挿入すると病巣部に到達する．

治療

内歯瘻で根尖部の病巣が 5 mm 以下の小さな症例は原因歯の感染根管治療を行う．10 mm 以上の根尖病巣を有する場合は，一般的には，歯根端切除術の適応になる．残根歯は抜歯し，不良肉芽組織を掻爬する．外歯瘻では原因歯は抜歯の適応である場合が多い．抜歯時に口腔内外から肉芽組織を十分掻爬する．外歯瘻では抜歯直後は瘻孔部の皮膚の陥凹が著明であるが，一般的には，形成手術を行わなくても徐々に平坦化する．

歯科で使用頻度の高い内服抗菌剤

		一 般 名	主たる特徴
抗生物質	ペニシリン系	アンピシリン（ABPC） 塩酸バカンピシリン（BAPC） 塩酸タランピシリン（TAPC） 塩酸レナンピシリン（LAPC） アモキシシリン（AMPC） シクラシリン（ACPC）	広域スペクトル
	セフェム系	セファレキシン（CEX） セファクロル（CCL） セファトリジン（CFT） セフジニル（CFDN）	広域スペクトル
	マクロライド系	エリスロマイシン（EM） ロキシスロマイシン（RXM） クラリスロマイシン（CAM）	主としてグラム陽性菌に有効
	リンコマイシン系	塩酸リンコマイシン（LCM） クリンダマイシン（CLDM）	嫌気性菌に有効
化学療法剤	キノロン系	オフロキサシン（OFLX） 塩酸シプロフロキサシン（CPFX）	嫌気性菌にも有効 グラム陽性，陰性菌に有効

エプーリス
epulis

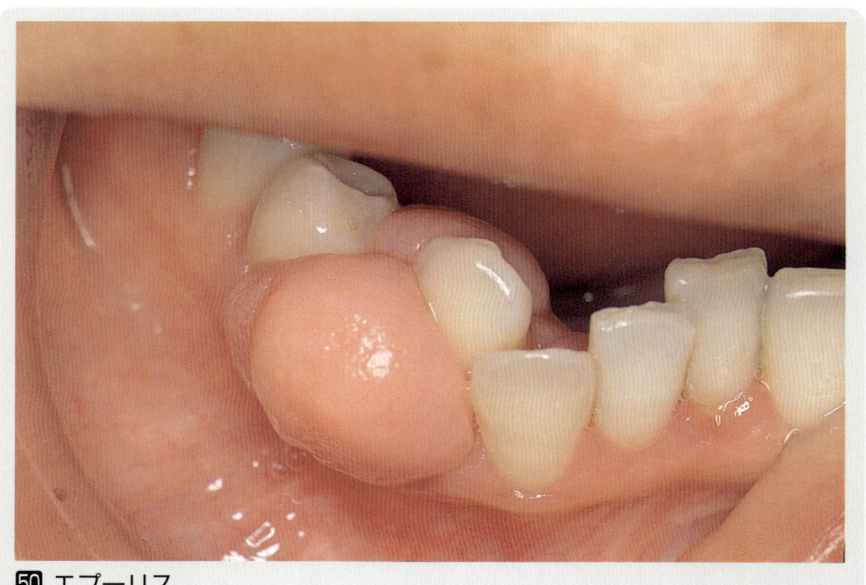

50 エプーリス

症状 歯肉に生じた良性の限局性の腫瘤をエプーリスとよぶ．炎症性あるいは反応性の増殖物で，歯間乳頭部に好発する（図 **50**）．多くは有茎性であるが，広基性のものもある．大きさは10 mm 程度が一般的であるが，3〜4 cm の症例もある．表面は平滑であるが，対合する歯の刺激により表面に潰瘍がみられることもある．また，分葉状を呈する症例もある．エプーリスの色調や硬さはその組織学的な構成により異なる．線維成分が多いときには薄いピンク色で硬く，炎症性肉芽組織の増殖からなる場合は赤色で軟らかく，出血しやすい．

自覚症状は，歯の挺出や傾斜，動揺，歯間離開あるいは歯肉出血などであり，疼痛はない．また，ある程度以上大きくなると発音や咀嚼の障害も出現する．

診断

歯間乳頭の歯根膜部から外向性に発育した腫瘤で，一般的には，蛸の頭のような形態で，被覆粘膜には特別の異常を認めないので診断は容易である．病理組織学的分類として，石川（1982）によると，以下のものがある．

① 肉芽腫性エプーリス　　④ 線維腫性エプーリス
② 線維性エプーリス　　　⑤ 骨形成性エプーリス
③ 血管腫性エプーリス　　⑥ 巨細胞性エプーリス

また，妊娠3か月以降の妊婦では，その約1％にエプーリスが生じるとされ，妊娠性エプーリスとよばれる．これは血管腫性であることが多く，出血しやすい．まれに新生児に先天性エプーリスがみられるが，これは上顎切歯部に好発する．また，悪性腫瘍の歯肉転移巣が広基性のエプーリス様局面を呈することがあるが，その場合は，比較的広範囲の歯槽骨吸収がみられる．エプーリスでは，エックス線写真所見として歯根膜腔の拡大，あるいは，歯槽骨の比較的軽度の圧迫吸収像を示す．

治療

エプーリスは切除術が適応となる．妊娠性エプーリスは分娩後に縮小，消失することが多いので，特別の障害がない場合には局所を清潔に保つ程度でよい．エプーリスの切除では，病巣部の歯根膜が取り残されると再発しやすいので，患部の歯を保存するか，あるいは抜歯するか，が問題となる．一般的には，傾斜や挺出が明らかな歯，または，エプーリスが頰舌の両面的に存在する症例は，エプーリスの切除と同時に抜歯される．また，病巣部の軟および硬組織は，鋭匙，骨バーなどで十分に搔爬あ

るいは削除する．創面はユージノール系パック〔サージカルパックN®：昭和薬化工〕で覆う．サージカルパックの固定に保護床（シーネ）を用いることもある．サージカルパックは1週間後に交換する．術後，感染予防の目的でペニシリン系抗生物質〔アンピシリン（1.0〜1.5 g/day）〕あるいはセフェム系抗生物質〔セファレキシン（1.5 g/day），セフジニル（300 mg/day）など〕を5〜7日間投与する．非ステロイド系消炎鎮痛剤はロキソプロフェンナトリウム，ジクロフェナクナトリウム（3 tab/day）などを3〜5日間服用する．

歯科で使用頻度の高い消炎鎮痛剤

	一 般 名	商 品 名	主たる特徴
酸性非ステロイド系	ジクロフェナクナトリウム	ボルタレン®	鎮痛，消炎，解熱作用ともに比較的強い．
	スリンダク	クリノリル®	持続性，1日2回投与．
	メフェナム酸	ポンタール®	鎮痛効果比較的強い．
	ロキソプロフェンナトリウム	ロキソニン®	鎮痛，消炎，解熱作用ともに平均的にもつ．
	ナプロキセン	ナイキサン®	
	イブプロフェン	ブルフェン®	
	チアプロフェン酸	スルガム®	
	プラノプロフェン	ニフラン®	
	アルミノプロフェン	ミナルフェン®	
	ピロキシカム	フェルデン®	半減期長い．1日1回投与
塩基性非ステロイド系	塩酸チアラミド	ソランタール®	鎮痛，消炎，解熱作用ともに比較的弱い，アスピリン喘息患者に投与可能とされているが，安全であるとはいい切れない．
	塩酸ベンジダミン	リリペン®	
	エピリゾール	メブロン®	

白板症
leukoplakia

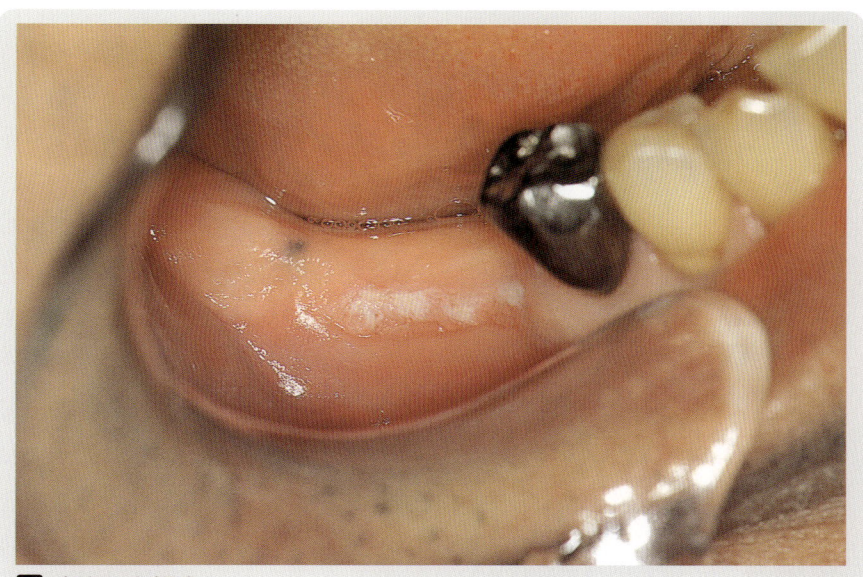

図51 歯肉の白板症

症状 WHO（1978）において，「白板症とは，摩擦によって除去できない白斑病変で，ほかの診断可能な疾患に分類できないもの」と定義されている．病理組織学的には角化層の肥厚である過角化状態，あるいは，角化層および錯角化層の肥厚を示すもの，さらには，上皮細胞の核や細胞質の変化や角化の極性の乱れを示す異角化病変までが含まれ，前癌病変として注意する必要がある．白斑は比較的限局したものが多いが，びまん性のものもある．白斑の表面はわずかに隆起し，やや粗糙であるもの（図51）から，かなり盛り上がって凹凸がみられるものまでさ

まざまである．色調は粘膜色に近い灰白色のものから乳白色のものまであるが，必ずしも均一的な局面は示さず，白斑と紅斑が混在した症例（speckled type）もある．自覚症状は一般的に乏しく，軽度の違和感を訴える程度のものが多い．成因は，局所因子として，義歯や歯の鋭縁による慢性機械的刺激など明らかなもの，また，喫煙，アルコールのように関連が深いものなどがあるが，原因が不明な場合が多い．また，全身的因子は明確でないが，ビタミンAやB複合体の欠乏があげられている．

診断

ガーゼなどで拭っても除去されない白斑は白板症と考えられるが，慢性肥厚性カンジダ症や扁平苔癬なども摩擦によって除去できない疾患であり，鑑別が必要である．カンジダ症は細菌学的および病理組織学的検査により確定診断が得られるが，一般に乳幼児または高齢者にみられる．また，扁平苔癬は頰粘膜に両側性に生じることが多く，灼熱感や軽度の自発痛を伴うことが多い．扁平苔癬の典型例は，レース状あるいは網状の白色模様を呈するので鑑別可能であるが，白板症で白斑と紅斑が混在した症例（speckled type）では扁平苔癬との肉眼的鑑別は難しいので，病理組織学的診断が必要になる．

治療

不適合義歯や歯の鋭縁などの機械的刺激によって生じる白板症は病理組織学的には過角化状態であり，原因を除去すると速やかに消退する．白板症の治療としてエトレチナート〔チガソン® （10〜30 mg/day）：ロシュ〕などの薬物療法もあげられているが，一般的には完治は期待されないので，切除やレーザー照射による治療が望ましい．歯肉の白板症の切除は歯が存在する部位では歯肉を削ぐような切離を行い，可能なかぎり骨膜を保存して術後の歯肉の退縮の防止をはかることが多い．しか

し，患部の上皮層が取り残されると再発しやすいので，長期の経過観察が必要になる．歯がない部位では，骨膜を含んだ切除を行えば，再発の心配はほとんどなくなる．切除後はユージノール系パック〔サージカルパックN®：昭和薬化工〕で創面を保護する．無歯顎では保護床（シーネ）を併用する．レーザーによる蒸散は，病巣が曲面を呈し，切除しにくい症例では有用である．また，術後の瘢痕形成が軽度であるので，広範囲の病巣でも数回に分けて照射することにより植皮術を避けることができる利点がある．しかし，蒸散される深さが必ずしも明確でないこと，切除標本が得られないことなどの欠点がある．レーザー照射装置としてはNd：YAGレーザー〔デニックスNd：compact：デニックス〕，CO_2レーザー〔ヨシダオペレーザー：吉田製作所〕，Er：YAGレーザー〔デントライト：セキムラ〕などがある．白板症の手術では常に切除範囲と切除の深さの決定が問題である．とくに，境界の不明瞭な症例や異角化が著明な場合は安全域を見込んだ切除が必要である．切除標本は病理組織学的な検索を行う．

歯肉癌
carcinoma of gingiva

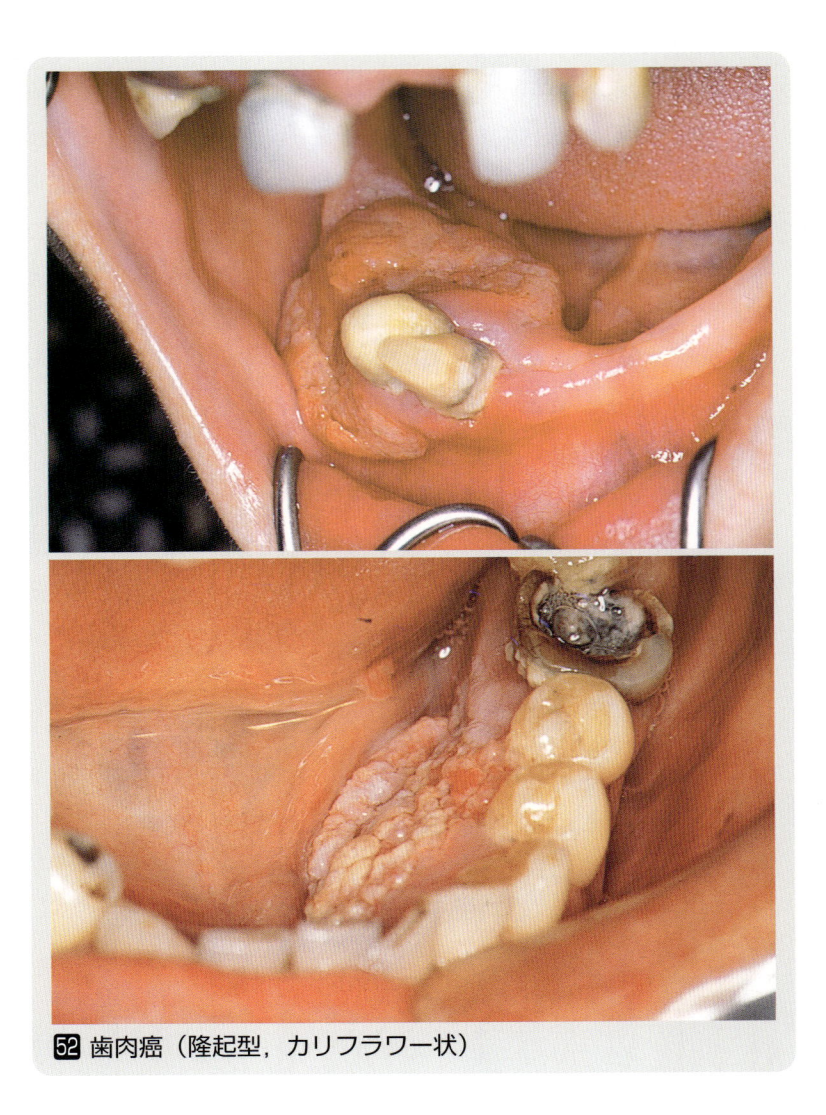

52 歯肉癌（隆起型，カリフラワー状）

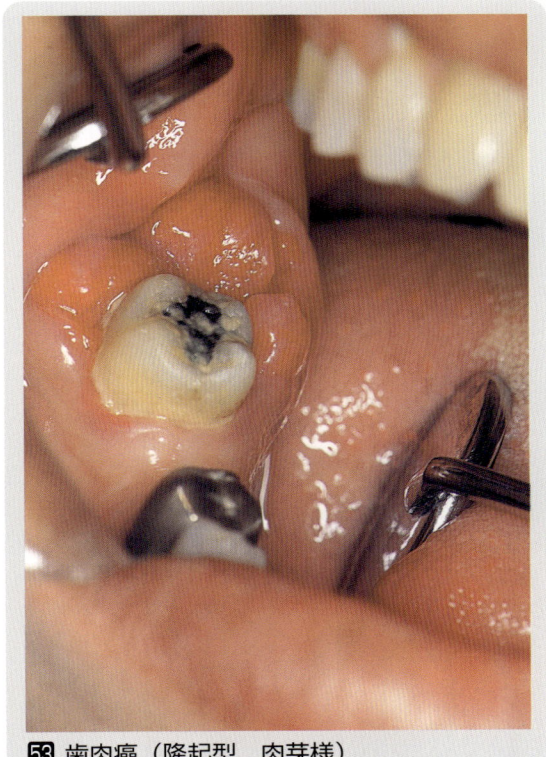

53 歯肉癌（隆起型，肉芽様）

症状 歯肉癌は，口腔癌では，舌癌についで発生頻度が高い．発生年齢は舌癌より高く，50歳以上がほとんどである．発生部位は臼歯部が多く，前歯部は全体の10％程度である．有歯顎，無歯顎のどちらにも生じ，腫瘍は，肉眼的には隆起型と潰瘍型とに大別される．いずれも不規則な形の隆起や潰瘍を示す．典型例では，腫瘍の表面はカリフラワー状を呈する（図 **52**）が，肉芽様のものも多い（図 **53**）．舌癌のように早期から疼痛を訴えることは少ないが，下顎歯肉癌では腫瘍が下顎管に達すると知覚麻痺や疼痛を訴える．まれに，他臓器癌の歯肉転移巣が歯

歯肉癌 103

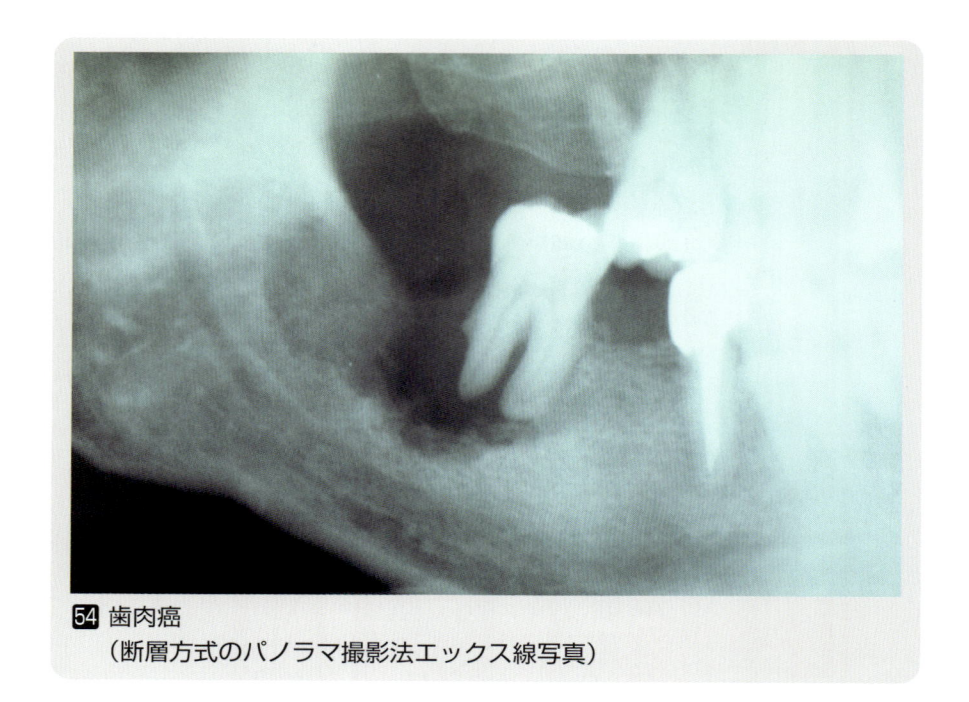

図54 歯肉癌
（断層方式のパノラマ撮影法エックス線写真）

肉膿瘍のような肉眼的所見を示すことがある．

診 断 初期では肉芽腫性エプーリスや辺縁性歯周炎による歯肉炎あるいは褥瘡性潰瘍と区別しづらい場合がある．炎症性疾患としての治療を行い，2週間以上経過しても改善されない場合は組織生検を行い，病理組織学的な診断を得るべきである．辺縁性歯周炎の診断で抜歯したあとも抜歯窩治癒不全がみられ，しかも肉芽様組織が盛り上がってくる場合は，とくに注意が必要であり，あらためてエックス線写真で骨吸収の状態を精査し，さらに組織生検が必要である．歯肉癌では，普通，虫食い状の不規則な骨吸収像がみられる（図54）．

治療

歯肉癌は早期に骨内に浸潤するので放射線治療は期待されない．したがって，外科的な治療が主体となる．下顎歯肉癌の手術では顎骨の切除範囲が術後の審美性や機能障害に大きく影響を及ぼすので，下顎骨の切除範囲の決定が問題となる．下顎歯肉癌で頸部リンパ節への転移が認められる症例では頸部郭清術が行われ，原発巣を含めて一塊として切除される．術後の咀嚼，発音，嚥下などの機能回復および審美性を包含した機能的顎骨再建は今後の発展が期待される．歯肉癌の5年生存率は50〜80％とされている．

口腔癌（扁平上皮癌）の部位別発生頻度

部　位	発生頻度（％）
舌	45.7
歯肉	35.2
口底	10.1
頰	4.9
口唇，硬口蓋など	4.0

（東京医科歯科大学資料より）

白血病による歯肉出血
gingival bleeding in leukemia

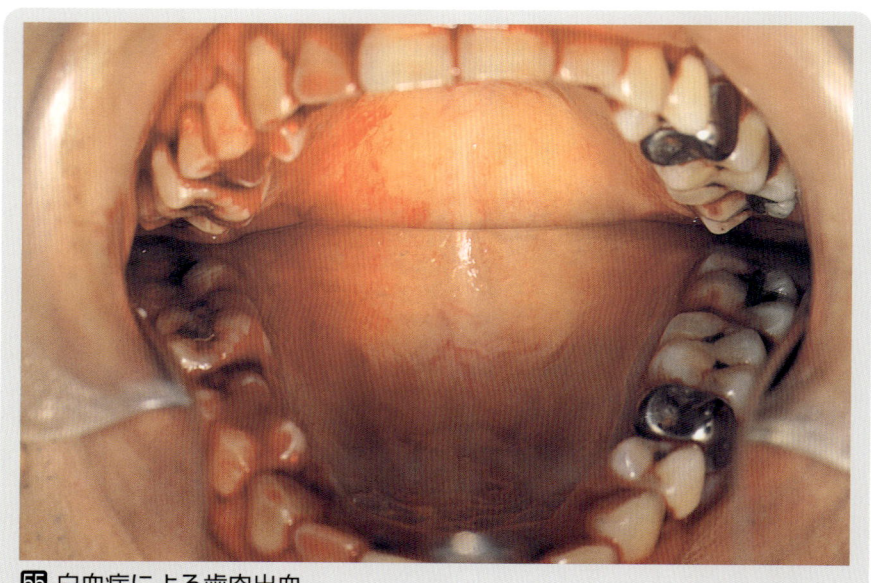

55 白血病による歯肉出血

症状　白血病の初発症状は発熱が多いが，10〜15％は歯肉出血を初発症状とするとされている．歯肉出血は，辺縁性歯周炎による歯肉炎でも頻繁にみられる症状であるが，これは歯肉の小範囲からの一時的なもので，ブラッシングなどの刺激で出血するが，自然止血する．これに対し，白血病による歯肉出血は広範囲にジワジワと出血し，自然止血することはほとんどない．歯肉以外の口腔粘膜に大小の出血斑が出現することも特徴的である．歯肉の腫大や歯肉炎はみられないことも多い（図 **55**）．

診断 まず，末梢血の検査を急ぐ．白血病以外の疾患で歯肉出血がみられる場合は，血友病，再生不良性貧血，特発性血小板減少症などが考えられる．また，抗凝固剤〔ワーファリン®：エーザイ，パナルジン®：第一，など〕を服用中の患者に広範囲のスケーリングを行うと，止血困難になることが多い．このような症例では，内科医と相談し，あらかじめ抗凝固剤の服用を一時中断する．

治療 白血病の治療は多剤併用による化学療法が主体であり，血液内科での入院治療が必要である．歯肉出血に対してはユージノール系パック〔サージカルパックN®：昭和薬化工〕，あるいはサージカルパックと保護床（シーネ）を併用する．

口腔外科の手術，療法

手術	① 抜歯 ② 歯の移植および再植 ③ 歯根尖切除術 ④ 歯槽堤の手術 ⑤ 軟組織の手術 ⑥ 外傷に対する手術 ⑦ 顎関節の手術 ⑧ 消炎療法（切開排膿，腐骨除去）	⑨ 嚢胞の手術 ⑩ 腫瘍の手術 ⑪ 先天性・後天性異常の手術 ⑫ 再建外科 ⑬ 補綴的修復（顎・顔面補綴，補綴前手術）
薬物・免疫・理学療法	① 感染症化学療法	a. ペニシリン系抗生物質 b. セフェム系抗生物質 c. マクロライド系抗生物質 d. テトラサイクリン系抗生物質 e. クロラムフェニコール系抗生物質 f. アミノグリコシド系抗生物質 g. ポリペプチド系抗生物質 h. ピリドンカルボン酸系合成抗菌剤 i. 抗真菌剤
	② 抗炎症剤療法	a. 副腎皮質ステロイド剤 b. 非ステロイド剤 c. 消炎酵素剤
	③ 癌化学療法	a. アルキル化剤 b. 代謝拮抗剤 c. 抗生物質 d. 植物アルカロイド
	④ 他の薬物療法	a. 鎮痛剤 b. 止血剤 c. 精神安定剤 d. 救急蘇生用薬剤 e. ビタミン剤
	⑤ 免疫療法	a. 癌免疫療法
	⑥ その他の療法	a. 放射線療法 b. レーザー療法 c. 凍結療法 d. 物理療法 e. 温熱療法

6 歯および歯槽部の病変
dentoalveolar lesions

歯の破折 110
歯の脱臼および歯槽骨骨折 112
下顎隆起（外骨症） 116
ドライソケット 118
智歯周囲炎 120
歯根嚢胞 122

歯の破折
fracture of tooth

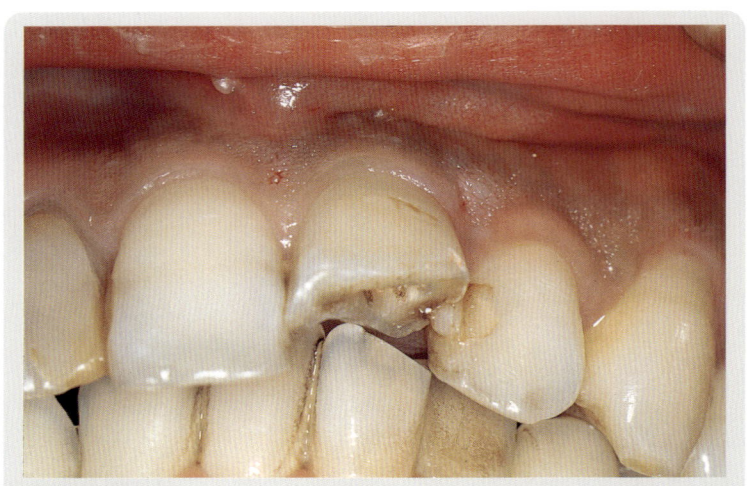

56 歯冠破折

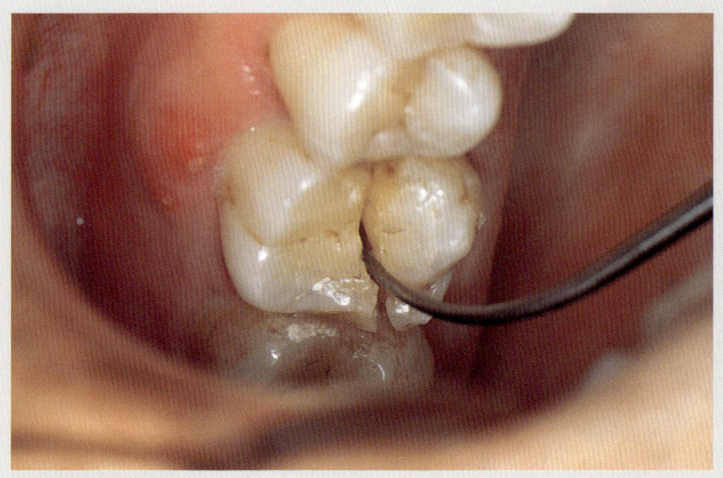

57 臼歯の破折

症状

歯の破折は歯冠破折（図 56），歯根破折およびその複合型に分類される．歯根破折は歯の動揺，咬合痛，歯の挺出などの臨床症状を呈する．原因はスポーツ，交通事故，転倒あるいは咬合力などによる外傷性のものと，齲蝕，クサビ状欠損などによる病的なものとがある．一般に上顎前歯部が多いが，咬合力により上顎大臼歯が頬口蓋側的に破折することがある．この場合，新鮮症例では破折線は明確でなく，自覚症状は軽度の咬合痛や冷水痛で，歯肉の炎症症状や瘻孔形成などもみられないため診断に苦慮することがある（図 57）．

診断

視診，触診，口内法エックス線写真，断層方式のパノラマ撮影法エックス線写真などによる診断を行う．上顎大臼歯で，頬口蓋側的な破折では，エックス線写真では方向的な理由で破折線はみられない．

　歯の動揺の程度，歯肉の挫傷，裂傷などの状況から歯槽骨骨折の有無を診断することも重要である．

治療

歯冠破折で露髄している場合は抜髄する．歯冠破折が歯根の一部にまで及び，歯槽骨縁下にまで達している症例は，一般には抜歯の適応であるが，歯周疾患がなければ歯肉切除および歯槽骨の削除整形を行い，歯の保存を試みる．歯根破折歯は抜歯の適応になることが多いが，横切性の歯根破折で根尖 1/3 程度であれば整復，固定する．歯の固定は 0.3 mm 鋼線によるバルカン固定（接着性レジン併用），三内式線副子〔サンプラチナ副木®：サンキン〕，副子〔Oシーネ®：サンキン〕，あるいは矯正用ブラケットなどを利用する．固定後 1 か月以内で，歯の生活反応が陽性であれば予後良好である．歯髄が失活している場合には歯内治療や歯根端切除を行う．

歯の脱臼および歯槽骨骨折
luxation of tooth and fracture of alveolar bone

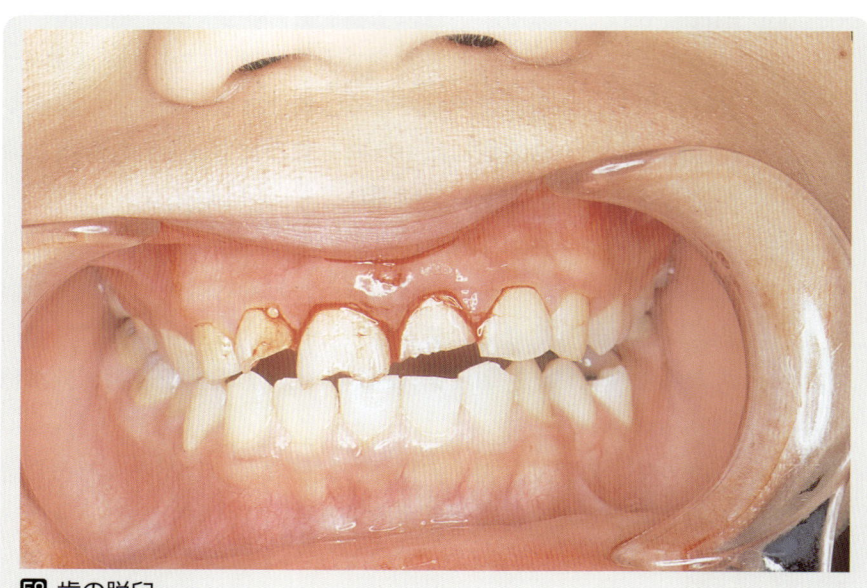

58 歯の脱臼

症状 外力により歯が歯槽から逸脱した状態を歯の脱臼という．しばしば歯槽骨骨折を伴い，歯肉の挫傷，裂傷，剝離などがみられることが多い（図58）．歯が歯槽から完全に脱落したものを完全脱臼，歯の支持組織と一部で結合している場合を不完全脱臼という．しかし，一般臨床では，不完全脱臼を歯の脱臼といい，完全脱臼は脱落とよぶことが多い．

診断 歯の脱臼や歯槽骨の骨折のみと思われる症例でも，受傷時の状況により，眼科，耳鼻科あるいは脳外科的な症状がみられない

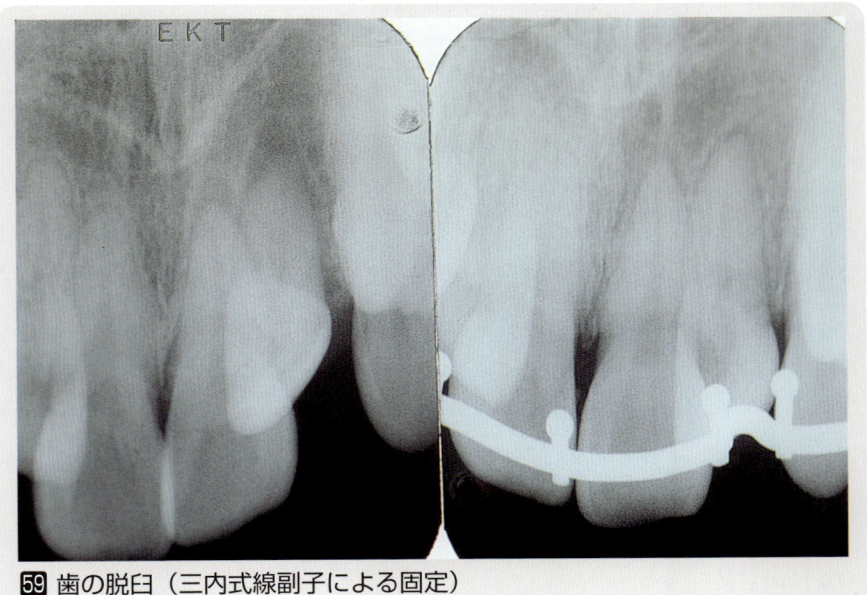

図59 歯の脱臼（三内式線副子による固定）

ことを確認する．
　歯の嵌植状態，歯肉の外傷や炎症の状況を視診，触診する．口内法，咬合法および断層方式のパノラマ撮影法エックス線写真などにより歯根や歯槽骨の状態を把握する．

治療　浸潤麻酔〔2％キシロカイン®：藤沢，高血圧症患者では3％シタネスト・オクタプレシン®：藤沢，など〕を行い，創面を展開して歯の脱臼の状態や歯槽骨骨折の部位を確認し，異物は除去する．歯および歯槽骨は整復し，固定する．歯槽骨は10

mm 以下の小骨片であっても骨膜に付着していれば保存可能である．比較的大きな歯槽骨骨片の固定は 0.3 mm 鋼線あるいはチタンなどの金属プレート（ミニプレート，マイクロプレート）を利用する．歯の固定は 0.3 mm 鋼線によるバルカン固定（接着性レジン併用），三内式線副子〔サンプラチナ副木®：サンキン〕，副子〔Oシーネ®，シューハルトシーネ®：サンキン〕，矯正用ブラケットなどを用いる（図 59）．整復，固定された歯は経過観察中に生活反応を示すことが多いが，術後 2〜3 週で失活状態であれば歯内治療を行う．脱落歯は脱落後 30 分以内であることが望ましいが，1 時間以内であれば生理食塩水で洗浄し，そのまま整復，固定を試みる．すでに歯根膜が乾燥している歯は，軟組織を十分除去し，歯髄処理をして，整復，固定し，骨性癒着を期待するが，感染源となることもまれではないので注意を要する．手術部は，1 週間，ユージノール系パック〔サージカルパック N®：昭和薬化工〕で被覆する．咬合調整も必要である．

今日の歯の再植術および移植術

1. 再植・移植を成功に導く生物学的原則
   ① 根未完成歯：歯髄と歯根膜の保存と治癒
   ② 根 完 成 歯：歯根膜の保存と治癒

2. 再植・移植の術式の要点
   ① 20〜30分以内に手術を完了する
   ② 歯の洗浄，保管は生理食塩水で行い，アルコール，オキシドールなどの消毒薬は使用しない
   ③ 根完成歯は，必ず歯髄処置を行うが，手術を先行し，術後1〜2週以内に歯内療法を行う
   ④ 抜歯部位への移植は，移植歯の歯頸部を歯肉弁で確実に閉鎖させるために，抜歯後1か月を目安に行う
   ⑤ 固定は，ワイヤー，あるいはワイヤーと即時重合レジンを併用する

(文献13)−15)より)

下顎隆起（外骨症）
mandibular torus（exostosis）

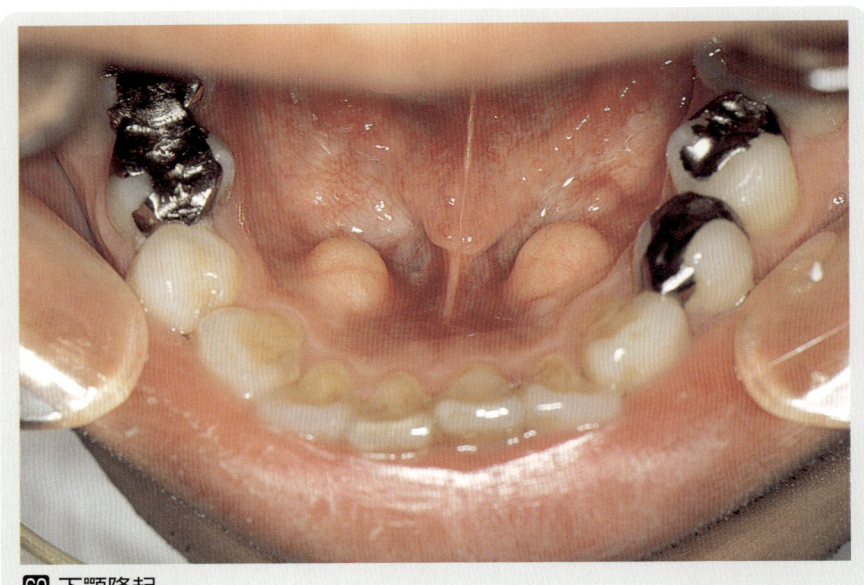

60 下顎隆起

症状　下顎骨小臼歯部，舌側にみられる半球状の骨の隆起で，左右両側性に生じることが多いが，片側性のこともある．隆起は単一性あるいは多発性を示すが，非腫瘍性であり，表面は正常粘膜で覆われる．大きさは，1歯分程度のものから3～4歯分に及ぶものまである（図**60**）．発生は青年期ころからで，その後，加齢とともに徐々に増大するが，ある程度以上は発育しない．普通は無自覚であるが，義歯作成時に障害になることがある．また，患者が偶然腫瘤に気づき，腫瘍を心配して来院することもある．

診断 下顎骨小臼歯部，舌側にみられる両側性の骨様硬の腫瘤は下顎隆起と考えてよい．しかし，片側性の病変では，顎骨疾患で，まれとはいえない線維性骨異形成症やエナメル上皮腫あるいは化骨性線維腫などは鑑別すべき疾患であるので，エックス線写真による診断が必要である．

治療 義歯作成上，障害になる症例，あるいは腫瘤に気がつき違和感を訴える場合には，切除または削除する．手術の際の粘膜切開は腫瘤の直上に加えることもあるが，歯肉縁切開のほうが良好な視野が得られやすい．粘膜骨膜弁剝離の際，腫瘤頂部は弁が破れやすいので注意が必要である．隆起した骨はバーで刻みを入れ，骨ノミで少しずつ切除するか，骨バーで削除する．粘膜骨膜弁の縫合後は骨の露出を防ぐためにユージノール系パック〔サージカルパックN®：昭和薬化工〕または保護床（シーネ）の装着が望ましい．また，術後の感染予防のためにマクロライド系抗生物質〔エリスロマイシン（1.2 g/day），ロキシスロマイシン（300 mg/day）など〕を5〜7日間投与する．非ステロイド系消炎鎮痛剤〔ジクロフェナクナトリウム，ロキソプロフェンナトリウム，ナプロキセン（3 tab/day）など〕の投与は3〜4日間である．

ドライソケット
dry socket

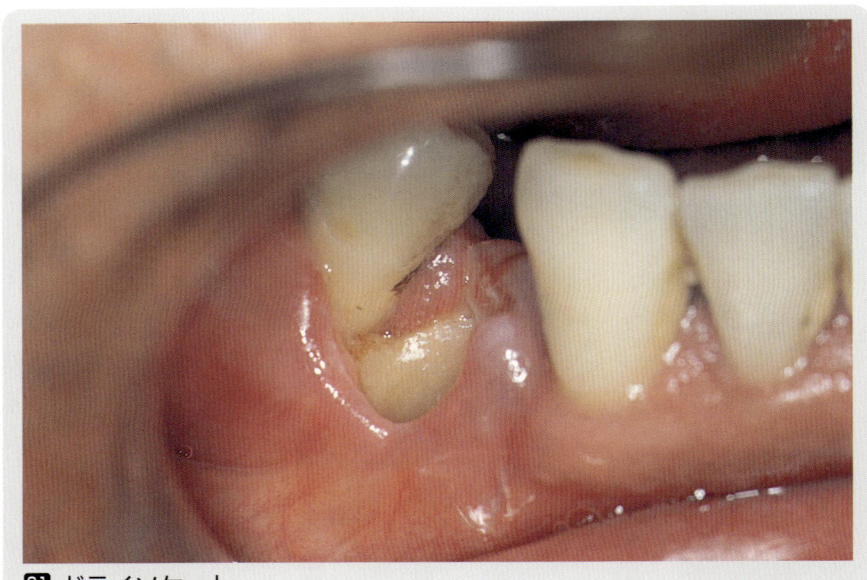

図61 ドライソケット

症状 ドライソケットは抜歯後の有痛乾性歯槽骨炎で，抜歯後の凝血は感染のため融解消失し，歯槽骨壁が露出して乾燥しているかのようにみえる（図61）．下顎歯の抜歯，難抜歯あるいは埋伏智歯の抜歯後に発生しやすい．かなり激しい自発痛，放散痛を有する．歯肉の炎症はあまり著明でないことが多く，開口障害もみられないか，軽度である．しばしば所属リンパ節の腫脹や疼痛が観察される．腐骨を形成することなく治癒する症例が多い．

診断 抜歯後3〜5日後に発生し，肉眼的に抜歯窩の歯槽骨の露出が認められるので，診断は容易である．歯槽骨の露出が明確でなく，炎症症状などもみられないにもかかわらず，疼痛が激しい場合には，三叉神経痛などを疑う必要がある．黒色の血餅や不良肉芽などが認められるときは，歯槽骨や歯の破片などの異物が感染源であることが多い．抜歯後に肉芽様組織の増殖や開口障害が著明なときは悪性腫瘍も疑われる．

治療 抜歯窩を生理食塩水で洗浄し，ユージノール系パック〔サージカルパックN®：昭和薬化工〕で覆う．また，非ステロイド系消炎鎮痛剤〔ロキソプロフェンナトリウム，ジクロフェナクナトリウム（3 tab/day）など〕を3〜4日間投与する．所属リンパ節の腫脹，疼痛を伴うときは，非ステロイド系消炎鎮痛剤およびペニシリン系抗生物質〔アンピシリン（1.5 g/day）など〕あるいはセフェム系抗生物質〔セファレキシン（1.5 g/day），セフジニル（300 mg/day），セファクロル（750 mg/day）など〕を併用する．またマクロライド系抗生物質〔アジスロマイシン（1日1回500 mg，3日間投与）〕が処方されることもある．1週間程度で疼痛は消失し，抜歯窩は肉芽組織で覆われる．

智歯周囲炎
pericoronitis of wisdom tooth

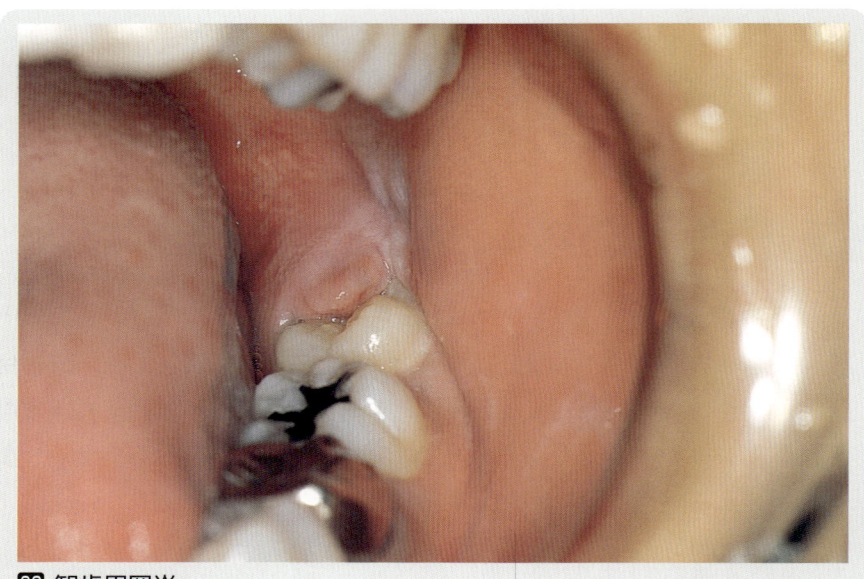

62 智歯周囲炎

症状　智歯周囲の歯肉，歯根膜，歯槽骨の急性の化膿性炎であり，20歳代での発生頻度は高い．ほとんど下顎の智歯に生じる．その原因は，智歯は前方に傾斜して萌出し，第二大臼歯の遠心で低位に不完全埋伏状態であることが多いため，あるいは萌出しても歯冠の遠心側が歯肉に覆われた状態にあることが多いためである．すなわち，智歯歯冠部に歯周ポケットが形成されており，この部分に食滓が停滞し，感染源となる．ここに食片圧入，咬合力などの機械的刺激が加わると化膿性炎が発生する．智歯部を中心として自発痛，咬合痛があり，炎症が咀嚼筋群に及ぶと開口障害や嚥下痛がみられる．多くは半埋伏状態の智歯の歯冠

の一部を認め，周囲の歯肉は発赤，腫脹し（図 62），歯周ポケットから排膿や軽度の出血をみることもある．顎下リンパ節は腫脹し，圧痛がある．ときに扁桃周囲炎や口底蜂窩織炎を継発することもある．

診断

断層方式のパノラマ撮影法エックス線写真により原因智歯の埋伏状況を把握する．局所所見から診断は容易であるが，消炎療法が奏効せず，開口障害が改善されない場合には，顎放線菌症，慢性硬化性骨髄炎などの炎症性疾患との鑑別が必要であるし，顎関節症さらには腫瘍性病変も考えなければならない．

治療

ペニシリン系抗生物質〔アンピシリン（1.5 g/day）など〕あるいはセフェム系抗生物質〔セファレキシン（1.5 g/day），セフジニル（300 mg/day），セファクロル（750 mg/day）など〕を 5～7 日間投与する．またマクロライド系抗生物質であるアジスロマイシン（1 日 1 回 500 mg，3 日間投与）が効果的なこともある．非ステロイド系消炎鎮痛剤としてはジクロフェナクナトリウム，あるいはロキソプロフェンナトリウム，ナプロキセン（3 tab/day）などを 4～5 日間処方する．また，胃腸障害の防止のために健胃剤〔S・M®（3 包/day）：三共，など〕，消化性潰瘍剤〔イサロン®（300 mg/day）：グレラン―武田，セルベックス®（150 mg/day）：エーザイ，など〕，乳酸菌製剤〔ラック B®（3 g/day）：日研，ポリラクトン®（3～6 cap/day）：ミドリ十字，など〕を併用することも多い．消炎後，抜歯する．埋伏智歯の抜歯では歯冠周囲の頰側および遠心側の歯槽骨の削除を十分に行い，埋伏歯の歯頸部象牙質部分で歯冠と歯根を分離することが 1 つのポイントとなる．分離にはタービンが使用されるが，ゼックリアバー®（メルファー），ボーンカッター®（日機装）などを用いると便利である．

歯 根 嚢 胞
radicular cyst

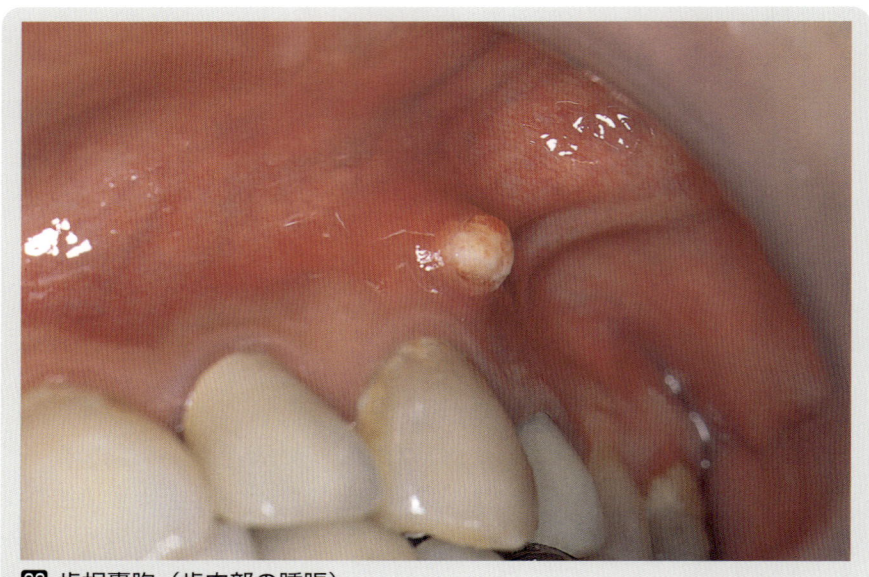

63 歯根嚢胞（歯肉部の腫脹）

症状 口腔領域では最も頻度の高い嚢胞で，感染根管や外傷などによる歯髄の失活が原因で発生する．根尖部歯肉の炎症性腫脹，疼痛などを主訴として来院することが多いが（図 **63**），歯科治療の目的で撮影された断層方式のパノラマ撮影法エックス線写真などで偶然発見されることもしばしばある．大きさは歯冠大くらいまでのものが多い．拇指頭大以上に発育すると，骨膨隆，羊皮紙様感が出現する．嚢胞内容液は淡黄色漿液性で，コレステリン結晶を含むことが多いが，感染がみられる場合は膿状である．

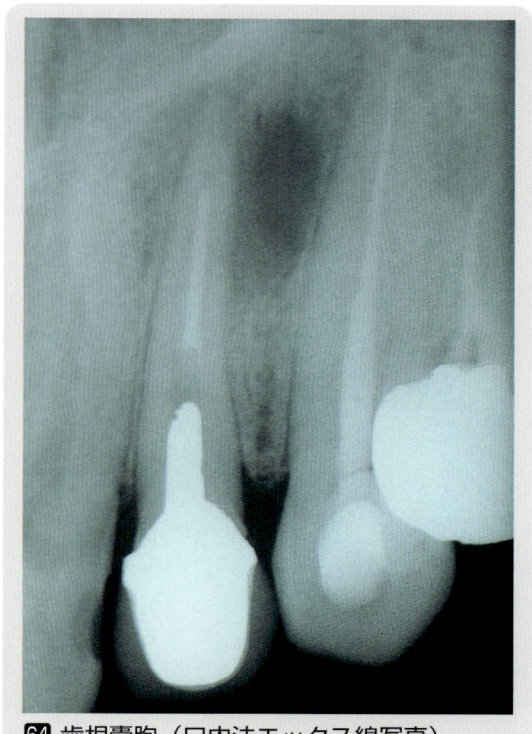

64 歯根囊胞（口内法エックス線写真）

診 断　エックス線写真所見として，根尖を含む類円形の境界明瞭な透過像を示す（図 **64**）．

　原因歯は失活している．歯根の吸収はほとんどの場合みられない．類似したエックス線写真像を呈する嚢胞性疾患として，上顎正中部では鼻口蓋管囊胞がある．これは，典型例では囊胞が中切歯の根尖を押し開くように存在し，歯は生活反応を示す．上顎小臼歯部から大臼歯部にかけての囊胞では，単胞性の術後性上顎囊胞との鑑別が必要である．この場合，歯の失活は歯根囊胞の根拠とはならない．上顎洞根治術の既往があり，触診で

犬歯窩付近に骨の欠損を触れ，そこに圧痛を認めたり，さらにその部分からの穿刺によりチョコレート色の粘稠な内容液を吸引した場合は，術後性上顎囊胞と診断される．エックス線CT写真などを併用すれば診断はさらに確実となる．また，とくに下顎大臼歯部では原始性囊胞（無歯性濾胞性歯囊胞）との鑑別が必要なことがある．この場合，歯髄診断が1つの診断根拠となる．また，原始性囊胞では骨膨隆を示さないことが多い．さらに，単胞性のエナメル上皮腫が比較的大きな歯根囊胞と類似したエックス線写真像を呈することがある．エナメル上皮腫では患部の歯は生活反応を示さない場合もあり，また，歯根の吸収がみられない症例もあるので，単純エックス線撮影では鑑別しにくい．エックス線CT写真などが有力な補助診断となるが，病理組織学的な診断が必要なことが多い．

治療

歯冠大以下の小さな歯根囊胞は感染根管治療により治癒することが多いが，原則的には，歯根囊胞は囊胞を含めた歯根端切除術の適応となる．しかし，歯根周囲の歯槽骨が囊胞により歯根長の1/2以上が吸収されたり，歯肉縁方向からの歯槽骨の吸収が著しい場合は，抜歯せざるを得ない．

7 頰粘膜の病変
lesions of buccal mucosa

Fordyce 斑　126
扁平苔癬　127
白板症　129
線維性ポリープ　132
褥瘡性潰瘍　134
乳頭腫症　136

Fordyce 斑
Fordyce's spot

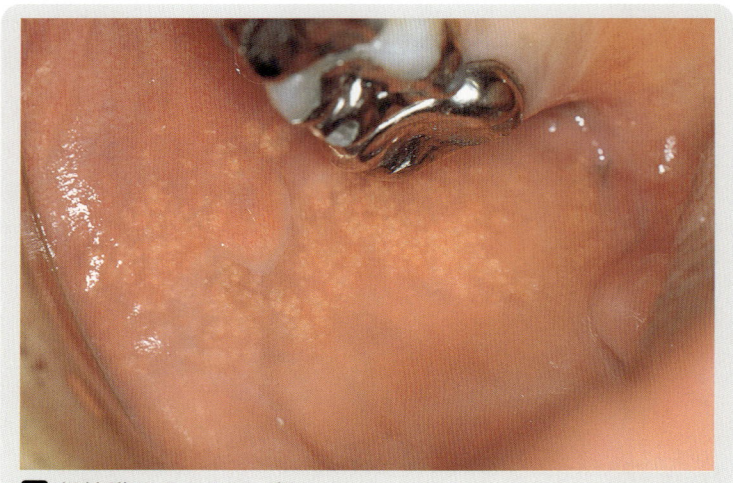

65 頬粘膜の Fordyce 斑

症状 頬粘膜の比較的後方部にしばしばみられる異所性の皮脂腺で，口腔では，このほか，口唇の皮膚粘膜移行部にも出現する．粟粒大の黄色の斑点の集団として認められ，多少隆起し，やや硬いことがあるが，自覚症状はない（図 **65**）．まれに口腔粘膜の粗糙感を訴えて来院することがある．

診断 典型的な肉眼所見を示し，粘膜表面には炎症症状もびらんもみられないので，診断は容易である．

治療 病的なものではないので治療の必要はない．

扁平苔癬
lichen planus

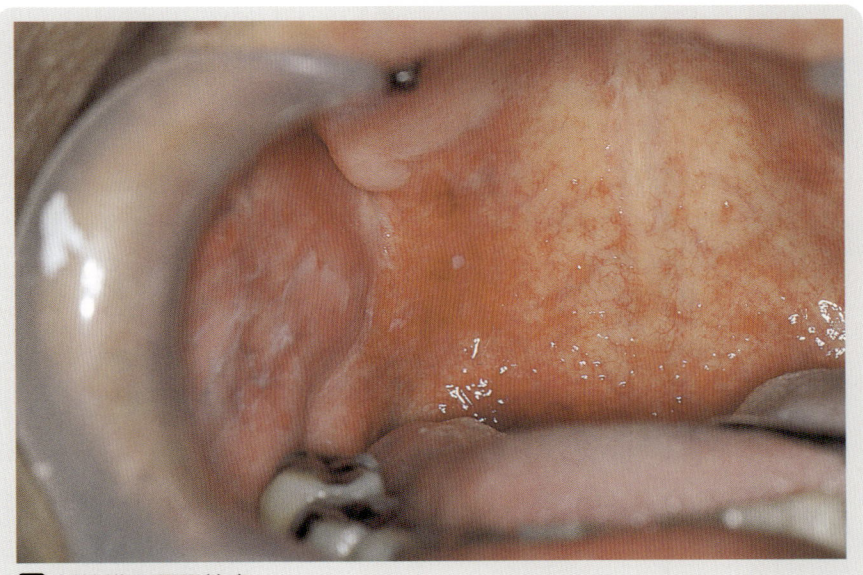

66 頬粘膜の扁平苔癬

症状　皮膚，粘膜の慢性の炎症性角化病変で，口腔粘膜扁平苔癬患者の約40％程度に，手指，下肢，ときに顔面などの皮膚に病変を併発するとされている．口腔では頬粘膜が好発部位で，両側性に発現することが多い．典型例では患部粘膜はやや浮腫状で，発赤し，そこにレース状あるいは網目状の白色の紋様がみられる（図66）．患部表面はやや粗糙で，びらんがみられることもあり，まれに水疱を伴う．無自覚のこともあるが，違和感，灼熱感，あるいは香辛料や調味料による刺激痛などが自覚されることが多い．また軽度の自発痛を訴える症例もある．

診断

白板症との鑑別が必要である．扁平苔癬で角化亢進の程度が高いものと，白板症で白斑と紅斑が混在した型（speckled type）のものとは肉眼的区別は難しく，病理組織学的診断が必要である．扁平苔癬は炎症性の角化病変で，病理組織学的な特徴として角化亢進および上皮層下の帯状の著しい円形細胞浸潤がみられる．また，白板症のように上皮細胞の極性の乱れや，細胞分裂像の増加などの異角化はみられない．

治療

対症療法が主体である．テトラサイクリン軟膏〔テトラサイクリン CMC ペイスト「昭和」®：昭和薬化工〕とトリアムシノロンアセトニド軟膏〔ケナログ®：ブリストル・マイヤーズスクイブ〕を同量混合したものの塗布，プロピオン酸ベクロメタゾン〔サルコート®：帝人─藤沢〕の噴霧，トリアムシノロンアセトニド貼付薬〔アフタッチ®：帝人─小玉，あるいはワプロン-P®：救急─興和〕などの貼付を行う．また，マイナートランキライザー〔セルシン®（6 mg/day）：武田，など〕の内服を併用すると効果が増すことがある．最近は半導体レーザー〔オサダライトサージ 3000：OSADA〕，CO_2 レーザー〔オペレーザー：吉田製作所，ナノレーザー GL II：GC〕や Nd：YAG レーザー〔デニックス Nd：compact：デニックス〕などの応用も報告されているが，その評価については今後の検討を待つ必要がある．一方，ニッケル，クロム，銅，銀，コバルトなどの歯科用金属アレルギーと扁平苔癬の関連についても検討されているが，はっきりした結果は得られていない．

白板症
leukoplakia

症状

「白板症とは，摩擦によって除去できない白斑病変で，ほかのいかなる疾患にも分類できないもの（WHO 1978）」と定義されている．口腔粘膜疾患としての頻度は高く，粘膜上皮の過角化や異角化を伴う増殖性白斑病変として発現する．頰粘膜を好発部位とし，そのほか口唇，歯肉，口底，舌などに単発性に，あるいは多発性に発生する．白斑の性状として，色調，表面の肉眼的な形態，病変部の範囲，広がりの様子などはさまざまで，多彩な局面を示す．すなわち，色調は粘膜色に近く，やや白色を帯びたピンク色から乳白色のものまであり，表面はやや粗糙なもの，丘状を示すもの，乳頭状ないし疣状のものなどがある．病巣の境界も限局性のものと，びまん性のものがある．さらに，白斑と紅斑が混在する症例（speckled type）（図 67）があり，これは前癌病変としての性格を有することが多い．一方，頰粘膜咬合線にほぼ一致して帯状に，粘膜色に近い白斑で，表面はやや粗糙であるが，盛り上がりのない白板症がみられることが多い（図 68）．これはアルコール，喫煙などが原因とされている．病理組織学的には角化が亢進した状態であることがほとんどで，ただちに治療を加える必要はない．白板症の自覚症状は違和感程度のことが多いが，speckled type では香辛料や調味料による刺激痛を訴えることがある．

診断

限局性の白板症の診断は比較的容易であるが，speckled type の白板症と角化亢進の強い扁平苔癬あるいは慢性の肥厚性カンジダ症との肉眼的鑑別は困難なことが多い．病理組織学的ある

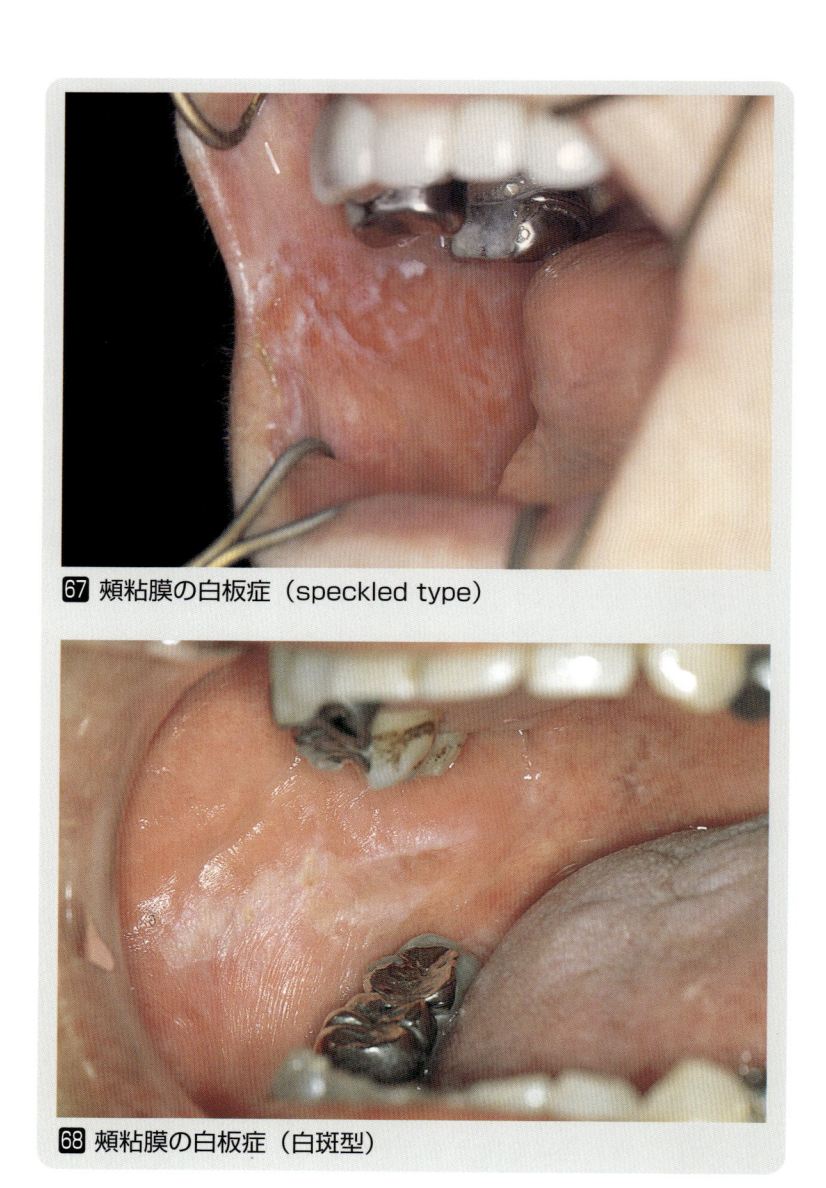

67 頰粘膜の白板症（speckled type）

68 頰粘膜の白板症（白斑型）

いは細菌学的な検査が必要である．一般に，扁平苔癬は患部粘膜に発赤や浮腫がみられ，灼熱感や自発痛を伴うことも多い．

また，カンジダ症は高年齢者に発生しやすい．

治療

鋭利な歯や不適合義歯の慢性刺激のように，原因が明らかな白板症では，原因除去により速やかに退消する．しかし，原因がはっきりしない白板症は，切除あるいは，それに準じるレーザー照射や凍結外科（cryosurgery）による治療が望ましい．エトレチナート〔チガソン®（10〜30 mg/day）：ロシュ〕などの薬物療法では，一般的に完治しにくい．白板症の切除では，切除の範囲と深さが問題にされ，一般に5 mm程度の安全域を見込み，深さについては，筋膜や骨膜を含めた切除が再発防止の点で安全である．頰粘膜の白板症の切除では，切除範囲が10〜15 mm程度であれば一次縫縮が可能であるが，それ以上では皮膚移植の適応となる．手術範囲内に耳下腺乳頭が含まれる場合は，あらかじめ開口部の移動術を行う．病巣が非常に広範囲であったり，多発性である場合にはCO_2レーザー〔ヨシダオペレーザー：吉田製作所，ナノレーザーGL Ⅱ：GC〕やNd：YAGレーザー〔デニックスNd：compact：デニックス〕あるいはEr：YAGレーザー〔デンライト：セキムラ〕照射による蒸散，あるいは凍結外科〔130型システム®：スペンブリー社―白井松器械，など〕が，数回に分けて行われる．レーザー照射や凍結外科は，術後の瘢痕形成が軽度であるので植皮術を回避できることなどの利点を有するが，照射や凍結によって得られる組織壊死の深さが必ずしも明確でないことや，術後の組織標本が得られないなどの欠点がある．したがって，術前の病理組織学的な確定診断が重要である．

線維性ポリープ
fibroid polyp

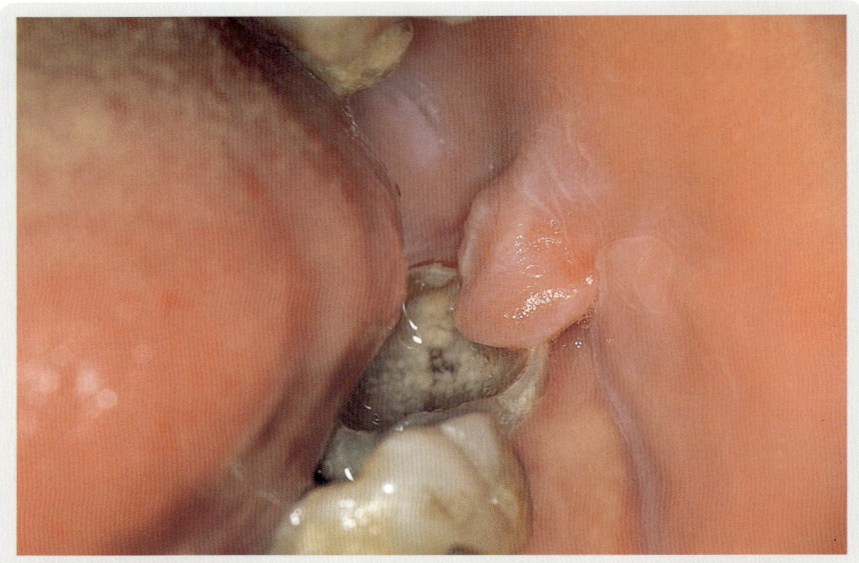

69 頰粘膜のポリープ

症状 ポリープとは，本来，消化管や鼻腔のように管腔をもった臓器の粘膜部にみられる有茎性の腫瘤を指すが，最近では良性の突起性の腫瘍の総称としても用いられる．頰粘膜は口腔のポリープの好発部位で，大臼歯の齲蝕による鋭縁や不適合義歯などの，慢性的な刺激が原因で，頰粘膜咬合線部に発生することが多い．有茎性の腫瘤で，蛸の頭のように突出することが多い．大きさは 10 mm 程度のものが多い（図 **69**）．粘膜色を呈するが，咬合刺激により表面の一部に白斑や潰瘍がみられるものもある．比較的軟らかく，自覚症状は乏しい．

診断 原因となる歯や義歯の確認を行う．有茎性であれば診断は比較的容易であるが，広基性で軟らかい場合は，脂肪腫，リンパ管腫，血管腫などとの鑑別が必要である．また，硬いときには多形性腺腫，神経鞘腫なども考えなければならない．

治療 原因となっている歯の治療や義歯の再製作を行う．小さなポリープは原因を除去すれば比較的短期間で消退する．大きなものは基底部に切開線を設定し，突出した部分を切除する．反応性の増殖物であるので，原因を除去し，切除を行えば再発することはない．術後はマクロライド系抗生物質〔エリスロマイシン（1.2 g/day），ロキシスロマイシン（300 mg/day）など〕，また，非ステロイド系消炎鎮痛剤〔ロキソプロフェンナトリウム，ナプロキセン（3 tab/day）〕などを3〜4日間投与する．

褥瘡性潰瘍
decubital ulcer of buccal mucosa

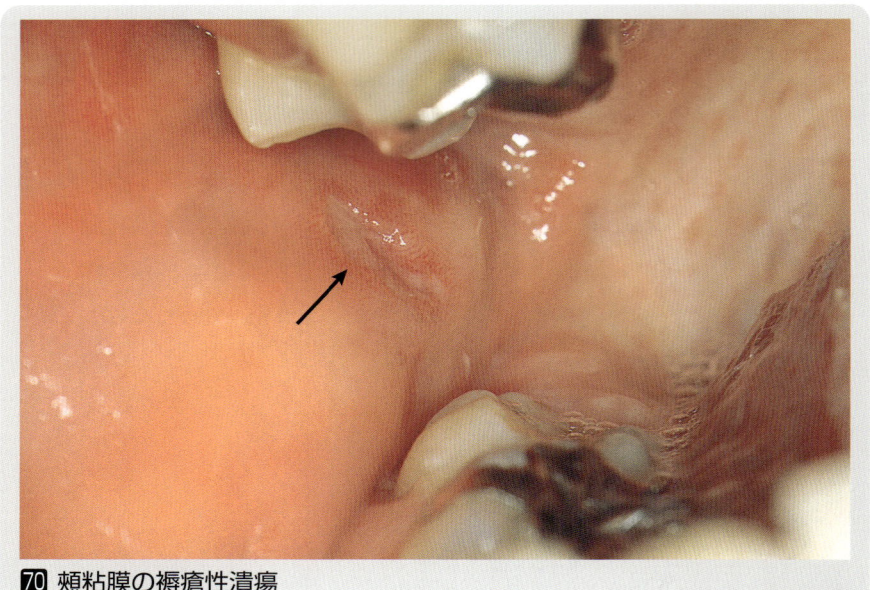

図70 頬粘膜の褥瘡性潰瘍

症状 不適合義歯の床縁や頬側に転位した上顎智歯が原因で頬粘膜に褥瘡性潰瘍が生じることがある．比較的浅い潰瘍であるが，やや不整形のことが多い．潰瘍の周囲はわずかに盛り上がり，粘膜の発赤もみられる（図70）．接触痛は強いが，硬結はない．

診断 原因となる歯や義歯の存在を確認する．褥瘡性潰瘍であっても慢性的なものは，触診すると周囲が少し硬く感じられることがあるが，原因を除去すると速やかに改善される．褥瘡性潰瘍としての治療が奏効しない場合は，ほかの粘膜疾患や口腔結核，

梅毒などの特異性炎あるいは癌性の潰瘍も考慮する必要がある．口腔結核の潰瘍は不整形で，掘削性を示し，有痛性であるが，硬結はない．結核性潰瘍が疑われるときには，胸部エックス線撮影，喀痰培養，ツベルクリン反応などの検査を行う．梅毒第一期（感染後3週間）の口腔潰瘍は浅く，痂皮で覆われることが多く，疼痛はない．梅毒が疑われる場合は，ワッセルマン反応，梅毒凝集反応，ガラス板法，TPHA（TP感作血球凝集反応）などの検査を行う．

治療　原因を除去し，テトラサイクリン軟膏〔テトラサイクリンCMCペイスト「昭和」®：昭和薬化工〕やトリアムシノロンアセトニド軟膏〔ケナログ®：ブリストル・マイヤーズスクイブ〕などを塗布する．

歯科治療において注意すべき感染症

疾　患	病原微生物	感染径路	おもな病態
B型肝炎	HBウイルス（HBV）	血液，唾液	急性肝炎，慢性肝炎，劇症肝炎
C型肝炎	HCウイルス（HCV）	血液，唾液	慢性肝炎，肝硬変，肝癌
エイズ	ヒト免疫不全ウイルス（HIV）	血液，唾液，精液，膣分泌液	エイズ関連症候群
結核	結核菌	飛沫感染	口腔結核，肺結核など
梅毒	梅毒スピロヘータ	接触感染	口腔梅毒，性器梅毒など
単純ヘルペス	単純ヘルペスウイルス1型	血液，唾液	口唇ヘルペス
帯状疱疹	水痘―帯状疱疹ウイルス	血液，唾液	帯状疱疹

乳頭腫症
papillomatosis

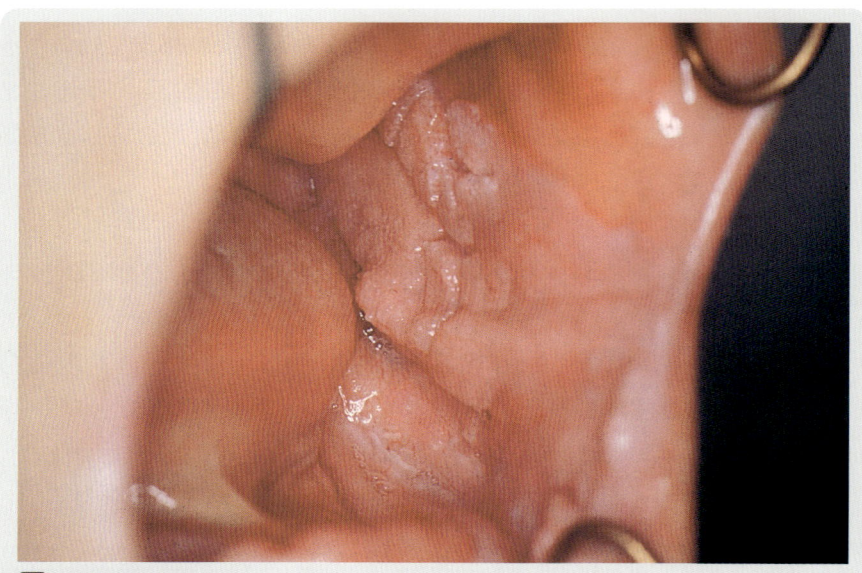

図71 頰粘膜の乳頭腫症

症状　多発性，融合性の乳頭腫で，頰粘膜に広範囲に発育する．腫瘍は丘状に隆起し，色調はやや赤みを帯びた粘膜色であることが多いが，カリフラワー状を呈し，周囲に白板症を伴うことも多く，一見，悪性腫瘍様の局面を示す（図71）．しかし，周囲に硬結はない．無痛性であり，発生は総義歯あるいは広範囲の義歯を装着した高年齢者に多い．原因は義歯床成分の化学的刺激やパピローマウイルスなどを指摘する説もあるが，はっきりしたことは解明されていない．

診断 扁平上皮癌との鑑別が重要であり，病理組織学的な診断が必要である．試験切除の際には病巣の最深部まで採取されるように注意する．

治療 薬物療法は期待されないので，切除が適応であるが，乳頭腫症は病変部が広範囲であったり，頬粘膜から歯肉，あるいは歯肉から口底粘膜などと曲面を呈し，しかも歯肉，口底および頬部それぞれの粘膜下組織の性状や血行状態が異なるなどの理由で，切除後の植皮術が容易とはいえない．したがって，CO_2 レーザー〔ヨシダオペレーザー：吉田製作所，ナノレーザー GL Ⅱ：GC〕や Nd：YAG レーザー〔デニックス Nd：compact：デニックス〕や Er：YAG レーザー〔デンライト：セキムラ〕照射による蒸散，あるいは凍結外科〔130型システム®：スペンブリー社—白井松器械，など〕が応用され，数回に分けて治療が行われる．予後は良好であるが，再発することがあるので，経過観察が重要である．

口腔領域の非歯原性良性腫瘍およよび類似疾患

分類	疾患
表層上皮性腫瘍	① 乳頭腫
唾液腺腫瘍	① 多形性腺腫 ② Warthin 腫瘍（腺リンパ腫）
軟部組織腫瘍	① 線維腫　　⑤ リンパ管腫 ② 脂肪腫　　⑥ 神経鞘腫 ③ 筋腫　　　⑦ 神経線維腫 ④ 血管腫
骨・軟骨腫瘍	① 骨腫 ② 軟骨腫 ③ 化骨性線維腫 ④ 巨細胞腫
腫瘍類似疾患	① エプーリス ② 義歯性線維症 ③ 骨増生 ④ 線維性骨異形成症 ⑤ histiocytosis X

8 口蓋の病変

lesions of palate

口蓋膿瘍　140
口蓋隆起（外骨症）142
線維性ポリープ　144
乳頭腫　146
多形性線腫　148
腺様嚢胞癌　149

口蓋膿瘍
abscess of palate

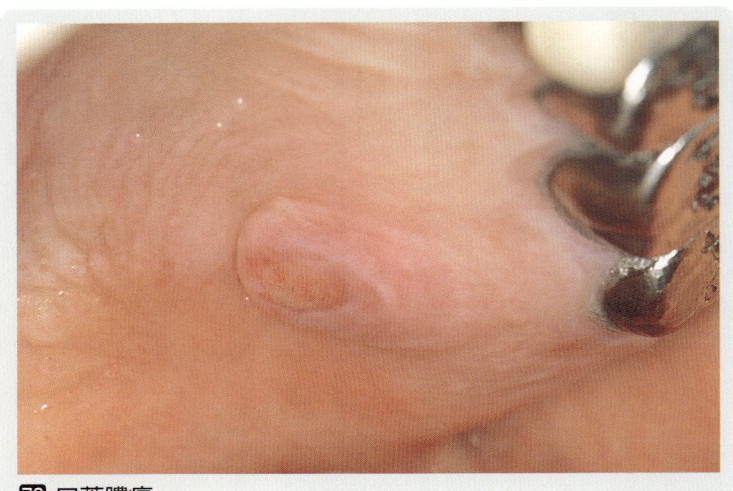

図72 口蓋膿瘍

症状 化膿性炎が限局すると組織内に膿が局在性に貯留することがある．この状態を膿瘍という．口蓋膿瘍は骨口蓋の比較的後方部で，左右側のどちらかに偏在する．ドーム状に膨隆するが，粘膜組織が厚く，緊密なため，著明な発赤を伴わないことが多く，自潰することも比較的少ない．触診すると波動を触れるが，一見，腫瘍のようにみえることも多い．また，食物摂取時の機械的刺激により表面に潰瘍がみられることもある（図72）．症状として，膿瘍形成の前段階において，多くは上顎大臼歯部の疼痛を自覚しているが，膿瘍形成後は自発痛は軽度であり，腫脹を主訴として来院することが多い．

診断 触診により波動を確認し，穿刺を行い，膿汁を吸引する．エックス線写真により感染源となる歯や根尖病巣などの存在を確かめる．硬口蓋後縁部は多形性腺腫の好発部位であり，また，腺癌も発生しやすい部位であるので，膿瘍とこれらの疾患との鑑別は重要である．

治療 膿瘍の切開を行う．切開の前に膿瘍周囲に浸潤麻酔〔2％キシロカイン®：藤沢，など，高血圧症患者では3％シタネスト・オクタプレシン®：藤沢，など〕をする．切開は膿瘍の頂点に加え，膿汁が排出される深さまで達するが，大口蓋動脈を損傷しないように注意する．不必要に大きな切開は避け，排膿に十分な深さに達したら鈍的に排膿路を広げ，ゴムドレインやシリコンペンローズドレインあるいはガーゼドレインを挿入する．採取された膿汁は細菌学的検査で起炎菌の特定を行う．また，ペニシリン系抗生物質〔アンピシリン（1.0〜1.5 g/day）〕またはセフェム系抗生物質〔セフジニル（300 mg/day），セファクロル（750 mg/day）など〕，あるいは化学療法剤〔オフロキサシン，シプロフロキサシン（300〜600 mg/day）など〕を5〜7日間投与する．非ステロイド系消炎鎮痛剤〔ロキソプロフェンナトリウム，ジクロフェナクナトリウム，ナプロキセン（3 tab/day）など〕を3〜4日間処方する．消炎酵素剤〔セラペプターゼ（15〜30 mg/day），塩化リゾチーム（30〜150 mg/day）など〕を併用することもある．さらに，胃腸障害を予防するために健胃剤〔S・M®（3包/day）：三共，など〕，乳酸菌製剤〔ラックB®（3 g/day）：日研，ポリラクトン®（3〜6 cap/day）：ミドリ十字，など〕，消化性潰瘍剤〔イサロン®（300 mg/day）：グレラン—武田，セルベックス®（150 mg/day）：エーザイ，など〕を処方することも多い．消炎後は感染根管治療，抜歯など，原因除去を行う．

口蓋隆起（外骨症）
palatal torus (*exostosis*)

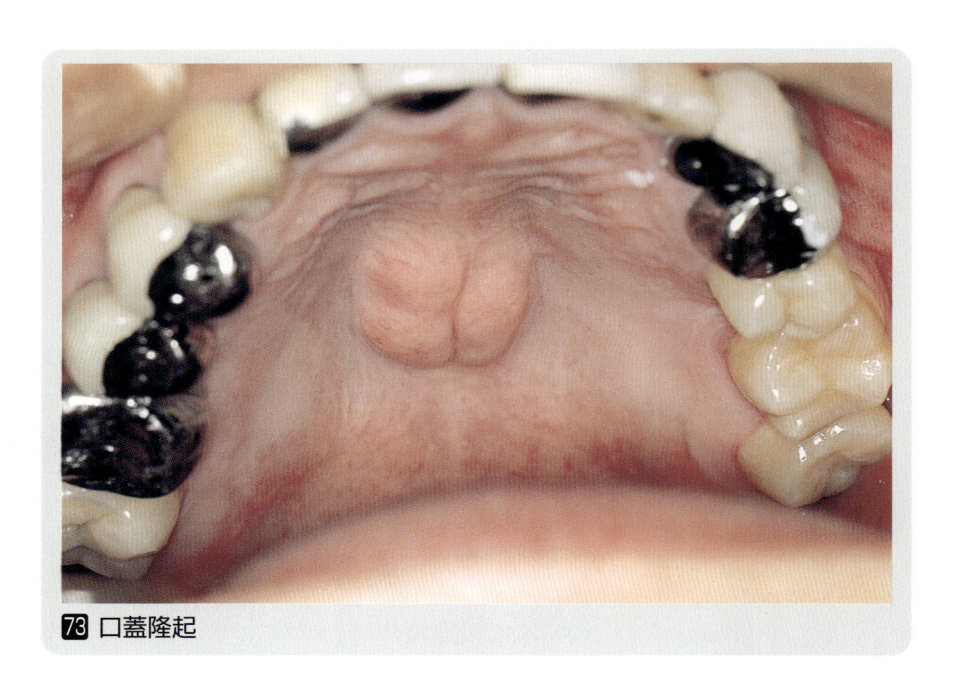

73 口蓋隆起

症状 口蓋正中部を中心とした骨の隆起で，腫瘍ではなく，外骨症ともいわれる．多くは楕円形の骨膨隆を示すが，発達したものでは分節状，結節状を呈する（図 **73**）．被覆粘膜は正常色で，触診すると骨様硬を示し，圧痛はない．発育は緩慢なため自覚症状はほとんどみられないが，ときに，食物摂取時に外傷性に潰瘍が形成され，疼痛を訴え来院することが多い．

診断 口蓋正中部の限局性の骨膨隆で，骨様硬を示し，エックス線写真，エックス線CT写真でも鼻腔側などへの広がりの所見がみ

られなければ口蓋隆起と考えてよい．波動や偽波動を触知する場合は囊胞や腫瘍との鑑別が必要になるが，口蓋正中部に腫瘍が生じることは少ない．

治療

機械的刺激が原因で，しばしば潰瘍が形成されたり，義歯作成時に障害となる場合には，切除あるいは削除する．手術に際し，切開は正中部に加え，粘膜骨膜弁を破らないように注意して剝離する．露出された骨膨隆部にバーで数か所刻みを入れ，少しずつ削除するか，あるいは切除する．切除の場合，オーシャンバインチゼルを使用すると便利である．術後は保護床（シーネ）を装着することが望ましい．また，術後にマクロライド系抗生物質〔ロキシスロマイシン（300 mg/day），エリスロマイシン（1.2 g/day）など〕を4〜5日間，および非ステロイド系消炎鎮痛剤〔ロキソプロフェンナトリウム，ジクロフェナクナトリウムあるいはナプロキセン（3 tab/day）など〕を3〜4日間投与する．

線維性ポリープ
fibroid polyp

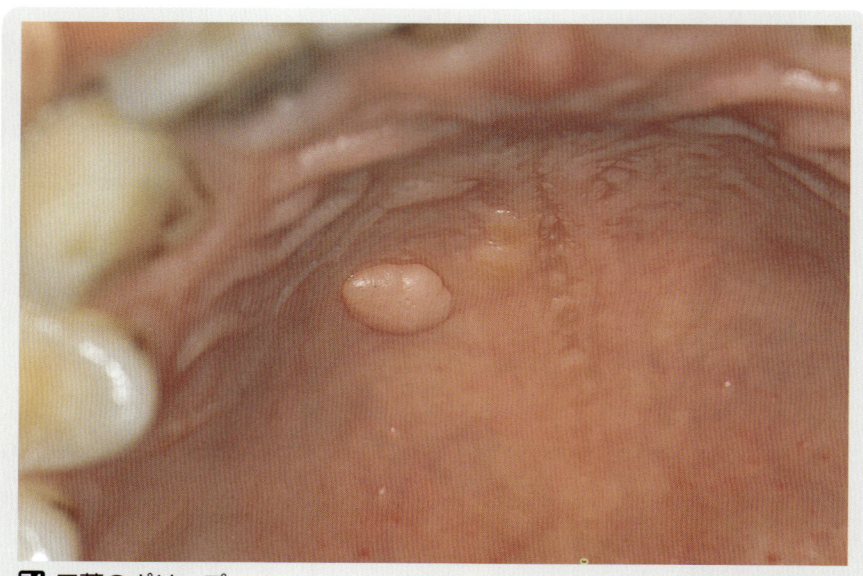

74 口蓋のポリープ

症状　ポリープとは，本来，消化管や鼻腔のように管腔をもった臓器の粘膜面にみられる有茎性の腫瘤であるが，最近では良性の突起性の病変の総称としても用いられる．口腔では頰，口蓋，舌などに好発し，臨床的には線維腫とよばれることが多いが，ほとんどが真の腫瘍ではなく，反応性あるいは修復性の線維性増殖物である．腫瘤の大きさは 10 mm 以内がほとんどであるが，2 cm 以上のものもある．大部分が有茎性であるが，比較的軟らかく，やや扁平化したものが多いようである（図 **74**）．発育速度は緩慢で，疼痛もまったくみられないため，自発的な訴え

はないことが多い．

診断 有茎性，突出性の病変で，被覆粘膜および周囲粘膜には異常が認められないことなどから，診断は容易である．

治療 1～2 mm 程度の安全域を設定し，基底部で切除すれば再発することはない．基底部の切開は紡錘型に加え，結合組織を含めて切除する．術後の上皮欠損の幅が 5 mm 以下であれば，断端をできるだけ引き寄せて縫合する．5 mm 以上の欠損では，欠損部にユージノール系パック〔サージカルパック N®：昭和薬化工〕あるいはテトラサイクリン軟膏塗布ガーゼを圧接し，その上をハンモック状に縫合する．

　術後はマクロライド系抗生物質〔ロキシスロマイシン（300 mg/day），エリスロマイシン（1.2 g/day）など〕を 4～5 日間，および非ステロイド系消炎鎮痛剤〔ロキソプロフェンナトリウム，ジクロフェナクナトリウム，ナプロキセン（3 tab/day）など〕を 3～4 日間投与する．

乳 頭 腫
papilloma

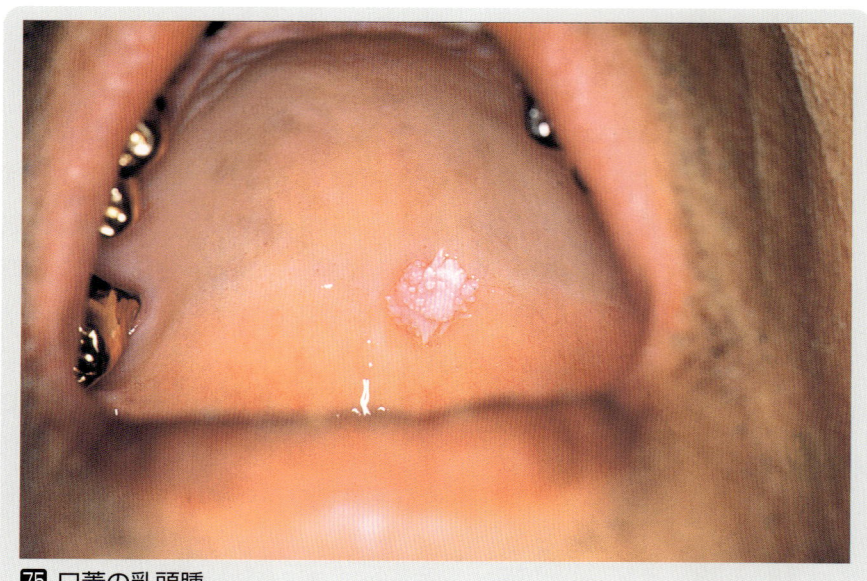

図75 口蓋の乳頭腫

症状 上皮由来の良性腫瘍で，口腔粘膜ではまれなものではなく，頰，口蓋などに好発する．若年者に少なく，高年齢になるほど発現率は高くなる．典型例では，広基性で，やや白色を呈した小突起の集合体の腫瘤を示す（図75）．大きさは，ほとんどが10 mm以内で，小さな症例が多い．硬度は比較的硬いものが多いが，周囲に硬結は触れない．疼痛はなく，自覚症状は違和感程度である．

診断 比較的小さな限局性の病変で，肉眼所見で明らかな乳頭状を示す場合は診断は難しくない．しかし，乳頭状所見が著明でない症例では限局性の白板症あるいは扁平上皮癌との鑑別が必要なことがある．

治療 基底部の結合組織を含めて切除すれば再発することはない．一般に基底部の切開は，2〜3 mm 程度の安全域を設定して，紡錘形に加える．口蓋の粘膜は硬く，伸展しないので，切除後，一次縫縮しにくい．5 mm 以上の上皮欠損が生じる場合には，欠損部にユージノール系パック〔サージカルパック N®（昭和薬化工）〕あるいはテトラサイクリン軟膏塗布ガーゼを圧接し，その上をハンモック状に縫合する．5 mm 以下の場合は，切除断端をできるだけ引き寄せて縫合する．

　術後はマクロライド系抗生物質〔エリスロマイシン（1.2 g/day），ロキシスロマイシン（300 mg/day）など〕を4〜5日間，および非ステロイド系消炎鎮痛剤〔ロキソプロフェンナトリウム，あるいはナプロキセン（3 tab/day）など〕を3〜4日間投与する．

　切除物は病理組織学的な検査を行う．

多形性腺腫
pleomorphic adenoma of palate

症状 口蓋では，後部あるいは軟口蓋にかけて半球状の膨隆として発現し（図76），発育は緩慢である．片側性で，表面は平滑で通常，発赤や潰瘍，疼痛などはみられない．弾性硬で，波動は触れず，非可動性である．

診断 多形性腺腫は大唾液腺では耳下腺，小唾液腺の場合は口蓋に好発し，とくに硬口蓋から軟口蓋にかけての腫瘤では，まず本症が疑われる．しかし，腺様囊胞癌や粘表皮癌などとの鑑別も必要である．エックス線写真所見は初期では異常がみられないが，進行すると骨の圧迫吸収が起こり，境界の明瞭な骨欠損像が認められる．確定診断は病理組織学的な検査で得る．

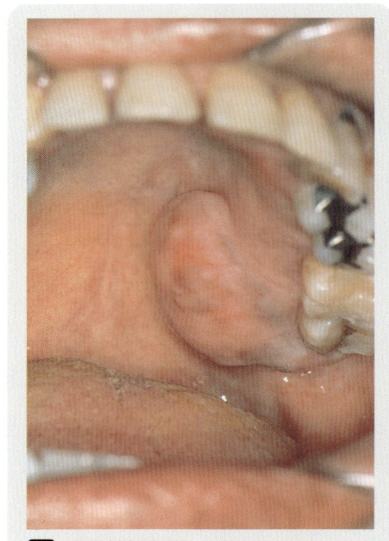

76 多形性腺腫

治療 良性腫瘍であるが必ずしも明確な被膜で境されていないので，周囲組織を含めた切除術が最適である．骨部は骨膜を含めた剝離が可能であるが，切除後に骨表面を削除することが望ましい．

腺様嚢胞癌
adenoid cystic carcinoma of palate

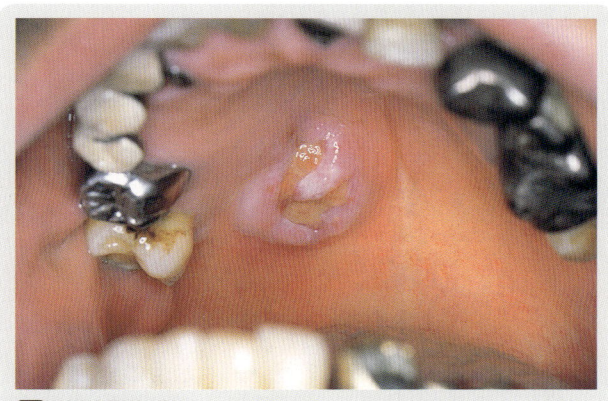

図77 腺様嚢胞癌

症状 口蓋では，とくに大口蓋孔付近に発生しやすい．発育は多形性腺腫と同様に緩慢のことが多く，正常粘膜に覆われた弾性のある半球状の腫瘤として発現することが多い．表面に血管の走行が目立つ症例もある．進行すると，表面に潰瘍形成がみられる（図77）．

診断 腺様嚢胞癌は，顎下腺などの大唾液腺や口蓋，口底，舌などの小唾液腺に好発する．肉眼所見は多形性腺腫と類似しているが，神経線維に沿った浸潤性を有するために局所の疼痛が発生しやすい．多形性腺腫との肉眼的相違点として，被覆粘膜の凹凸性や潰瘍形成の有無などがあげられる．口蓋の腺様嚢胞癌のエックス線写真、エックス線CT写真所見では不規則な骨吸収像がみられる．病理組織学的に確定診断する．

治療 安全域を含めた切除が主体である．放射線治療や抗悪性腫瘍薬に対しては抵抗性を示す場合が多い．切除後は鼻腔や上顎洞が開放されるために発生する構音や嚥下の障害に対しては顎補綴が重要な役割を演ずる．

歯科医院に常備すべき救急セット

器具：血圧計，酸素吸入器，人工呼吸マスク
　　　輪状甲状靱帯穿刺針，点滴セット
薬品：塩酸エチレフリン（エホチール®，10 mg/ml）ジアゼパム（ホリゾン®，10 mg/2 ml）ニフェジピン（アダラート®，10 mg/cap）ニトログリセリン®（0.3 mg/tab）エピネフリン（ボスミン®，1 mg/ml）コハク酸ヒドロコルチゾンナトリウム（ソル・コーテフ®100 mg/V）5％糖（200 ml，500 ml）

歯科治療にみられる全身的不快症状とその一次対応

症　状	対　応
緊張性，疼痛性脳貧血	水平位，衣服を緩め，深呼吸をさせる 血圧低下が著しい場合（最高血圧 60 — 80 mmHg），酸素吸入を行い，速やかに血圧上昇がみられないときはエホチール®（塩酸エチレフリン，10 mg/ml）0.2～1 ml を皮下注，筋注あるいは静注
過換気症候群	患者を落ち着かせ，ゆっくりした呼吸をさせる ビニール袋などを被せ，呼気を再吸入させる 改善されないときはホリゾン®（ジアゼパム，10 mg/2 ml）5～10 mg をゆっくり静注する
高血圧患者の血圧上昇	アダラート®（ニフェジピン，10 mg/cap）内容液を舌下あるいは鼻腔内投与
狭心症発作	ニトログリセリン®（0.3 mg/tab）0.3～0.6 mg を舌下投与　または，ミオコール®（ニトログリセリン）スプレイ舌下噴霧
気管支痙攣	ソル・コーテフ®（コハク酸ヒドロコルチゾンナトリウム）100～500 mg 静注 ネオフィリン®（アミノフィリン，250 mg/A）1A を 100～200 ml 生食で希釈して点滴静注
アナフィラキシーショック	顎保持，気道確保，酸素吸入 ボスミン®（エピネフリン，1 mg/ml）0.3～0.5 ml を皮下または筋注 ソル・コーテフ®（コハク酸ヒドロコルチゾンナトリウム）100 mg 筋注 静脈確保，輸液　ソル・コーテフ® 100～1,000 mg 静注

9 口底の病変
lesions of mouth floor

口底炎 152
顎下腺唾石症 156
ガマ腫 158

口 底 炎
inflammation of mouth floor

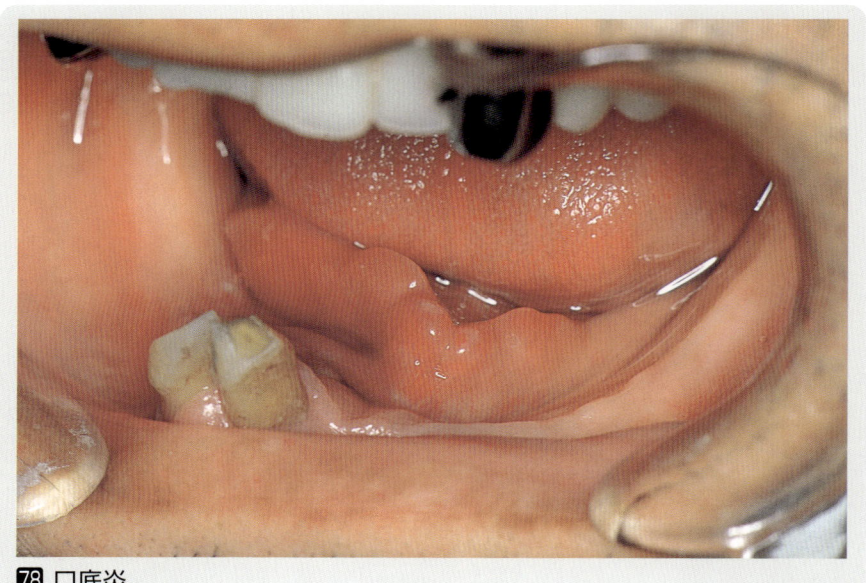

図78 口底炎

症状 口底は結合組織が粗性であるので，炎症は周囲に波及しやすい．顎舌骨筋よりも上方，すなわち，口腔側に炎症の場があるときは，舌下部の発赤，腫脹は著明で（図78），舌は腫脹のため挙上され，舌下ヒダは浮腫のため舌のようにみえることから二重舌とよばれる．炎症が高度になると，舌の運動障害，構音障害がみられ，嚥下痛，嚥下障害が生じ，流涎がみられる．炎症の主体が顎下隙にある場合，顎下三角部の腫脹，疼痛が著明で，皮膚の発赤もみられ，開口障害が発現する．糖尿病などの基礎疾患を有する場合は，舌下，顎下，オトガイ下隙を含む口底炎，

図79 口底蜂窩織炎

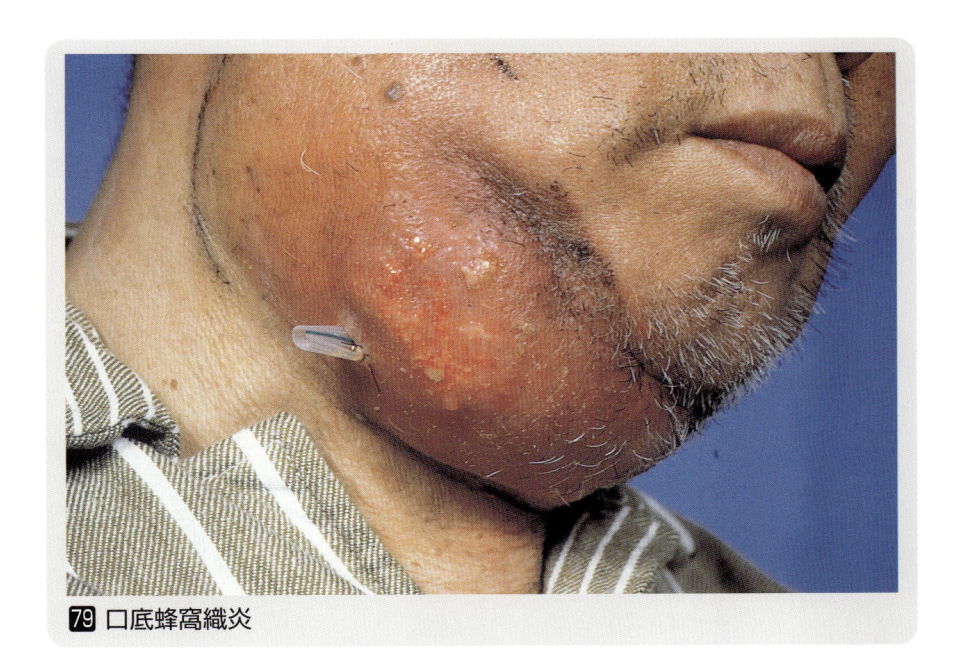

すなわち口底蜂窩織炎を継発しやすい（図79）．口底蜂窩織炎では38～39℃の発熱，倦怠感などの全身症状がみられ，嚥下困難や呼吸困難も発生する．

診断 口底炎の原因としては，下顎前歯あるいは小臼歯部の辺縁性歯周炎，歯槽骨炎，下顎智歯周囲炎など歯性が多いが，唾石や骨折あるいは口底囊胞などが感染源になることがある．ワルトン管内唾石の確認には咬合法エックス線写真が有効である．

蜂窩織炎で，腫脹部に捻髪音を触知する場合はガス産生性蜂

窩織炎と診断される．ガス産生性蜂窩織炎は，起炎菌からクロストリジウム（clostridium，グラム陽性嫌気性桿菌）性，と非クロストリジウム性に大別され，頭頸部では後者が多い．非クロストリジウム性では皮下組織や筋膜が炎症の場となりやすく，切開した場合排膿がみられる．一方，クロストリジウム性は炎症性組織は菌が主体であり，排膿はみられず暗赤色の滲出液がみとめられることが多いとされている．ガス産生性蜂窩織炎は進行が速やかで，重篤な疾患である．入院治療による迅速な対応が必要である．

治療　消炎が先決である．ペニシリン系抗生物質〔アンピリシン，アモキシシリン，シクラシリン（1.5 g/day）など〕，あるいはセフェム系抗生物質〔セファレキシン（1.5 g/day），セフジニル（300 mg/day），セファクロル（750 mg/day）など〕，または化学療法剤としてオフロキサシンあるいはシプロフロキサシン（600 mg/day）などを5〜7日間投与する．非ステロイド系消炎鎮痛剤はロキソプロフェンナトリウムあるいはジクロフェナクナトリウム（3 tab/day）などを4〜5日間服用する．また，消炎酵素剤としてセラペプターゼ（15〜30 mg/day）あるいは塩化リゾチーム（30〜150 mg/day）などを併用することもある．胃腸障害の防止のためには健胃剤〔S・M®（3包/day）：三共，など〕，消化性潰瘍剤〔イサロン®（300 mg/day）：グレラン—武田，セルベックス®（150 mg/day）：エーザイ，など〕，乳酸菌製剤〔ラックB®（3 g/day）：日研，ポリラクトン®（3〜6 cap/day）：ミドリ十字，など〕などを服用する．

　口底蜂窩織炎で炎症が高度の場合にはペニシリン系抗生物質〔アンピシリン（2 g/day）など〕あるいはセフェム系抗生物質〔セファロリジン，セファゾリンナトリウム（2 g/day）など〕

を点滴静注する．抗生物質の注射投与に際しては，アナフィラキシーを防止するために，既往歴や家族歴で抗生物質に対する過敏症のないことを問診したあと，皮内反応試験を行い，アレルギーのないことを確認しておくことが必要である．皮内反応は，前腕内側皮内にツベルクリン針を用いて抗生物質の試験液 0.02 ml を注射する（直径約 4 mm の膨疹が形成される）．また，生理的食塩水を同量，同様に注射して，対照とする．判定は 15〜20 分後に行い，膨疹の長径と短径の平均値が 9 mm 以上，または発赤の短，長径の平均値が 20 mm のいずれか一方が満足されれば陽性とする．

　疼痛がとくに激しい場合には，ジクロフェナクナトリウム（25〜50 mg）あるいはインドメタシン（25〜50 mg）などの座薬が有効である．

　膿瘍が形成され，波動を触知した場合には，積極的に膿瘍切開を行い，ドレインを挿入して排膿を促進させる．採取された膿は嫌気培養を含めた細菌検査で起炎菌の同定を行う．膿の保存輸送用容器としてはシードスワブ® 1 号「栄研」（栄研器材）が便利である．一般血液検査，CRP 検査などを行い，炎症反応の推移を把握することは，抗生物質の投与期間を決める目安となる．また，重症例では糖尿病などの基礎疾患の有無も検査する．

顎下腺唾石症
sialolithiasis of submandibular gland

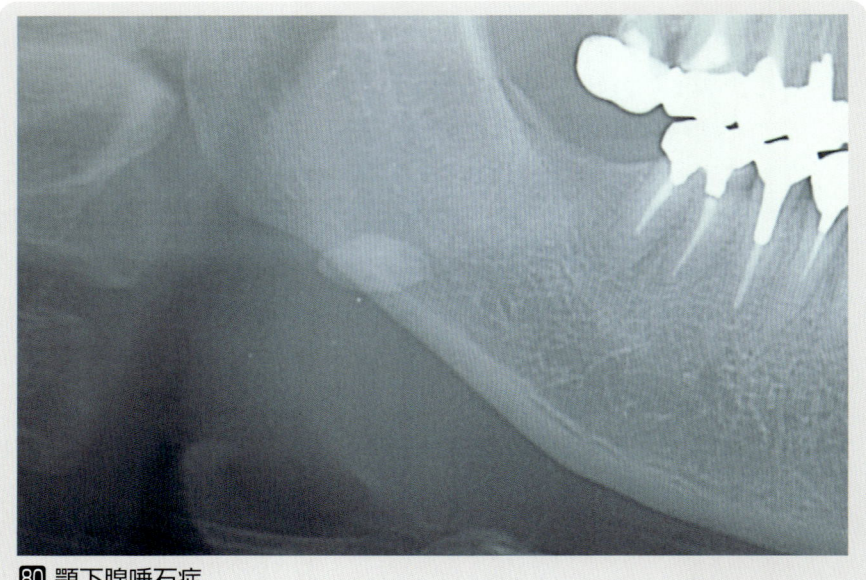

80 顎下腺唾石症

症状　唾液腺あるいはその導管内に結石の生じる疾患を唾石症という．唾石の発生は，80％以上が顎下腺あるいはその導管であるワルトン管にみられ，耳下腺，舌下腺および小唾液腺はまれである．通常は片側性に生じ，1個のことがほとんどであるが，2個以上のこともある．大きさは米粒大からピーナツ大のものが多い．表面は黄白色で，顆粒状を呈する．成分はリン酸カルシウムが主体をなすとされている．臨床症状は，食事時の顎下腺の腫脹，疼痛であることが多い．ときに放散性の激痛が生じる（唾仙痛）．停滞，貯留した唾液あるいは唾石そのものが感

染源となって化膿性炎が生じた場合には，顎下腺炎や口底炎がみられる．さらに炎症が波及した場合には，口底蜂窩織炎が惹起される．一方，まったく無症状であるが，歯科治療のための断層方式のパノラマ撮影法エックス線写真で偶然発見されたり，唾石が自然排出されることもある．

診 断　咬合法あるいは断層方式のパノラマ撮影法エックス線写真により唾石を確認する（図 80）．炎症症状が強く，顎下腺炎，口底炎，口底蜂窩織炎を併発しているときは，消炎後，双指診（顎下腺あるいはワルトン管を口腔内外から垂直的にはさむように触診）し，唾石を確認する．また，ワルトン管開口部からウログラフィン（76％）®（日本シェーリング）などの造影剤（0.8〜1.0 ml）を注入した造影エックス線撮影では，唾石の位置，個数，大きさなどを確認することができる．

治 療　消炎後に唾石摘出術を行う．2％キシロカイン®（藤沢），1.8〜2.0 ml を唾石周囲組織に浸潤麻酔する．高血圧症患者では3％シタネスト・オクタプレシン®（藤沢）を使用する．唾石を触知する粘膜の直上に切開を加え，結合組織を鈍的に剝離してワルトン管を露出し，唾石の直上で導管を 11 番メス〔フェザーディスポーザブルスカルペル®：フェザー安全剃刀〕で唾石の大きさより長く切開し，粘膜剝離子を唾石の遠心に挿入し，唾石を手前上方に出す．摘出後は，創面は開放創とする．術後，ペニシリン系抗生物質〔アンピシリン（1.5 g/day）など〕あるいはセフェム系抗生物質〔セファレキシン（1.5 g/day），セフジニル（300 mg/day）など〕を 5〜7 日間，ロキソプロフェンナトリウムあるいはジクロフェナクナトリウム（3 tab/day）などの非ステロイド系消炎鎮痛剤を 4〜5 日間投与する．

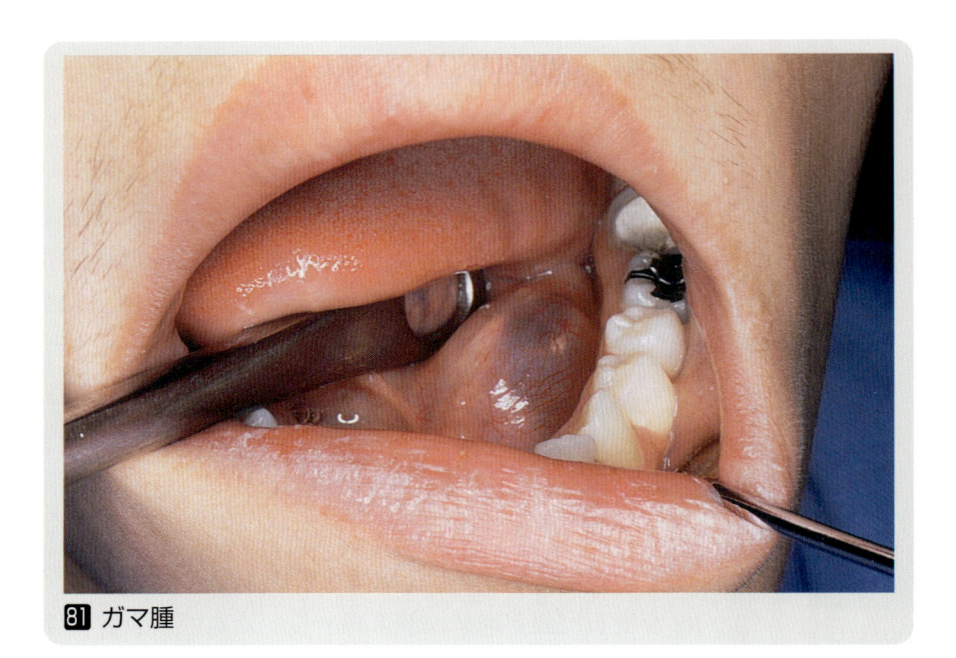

ガマ腫
ranula

図81 ガマ腫

症状　ガマ腫は，多くは顎舌骨筋の上方，すなわち，口腔側に発生し，これは舌下型と称する．無痛性に口底の片側が膨隆し，舌下小丘や舌下ヒダは確認しにくくなる．表面の粘膜は，やや黄赤色あるいは赤紫色を呈する（図81）．囊胞は軟らかく，波動を触れる．囊胞が増大して正中を越えないかぎり，発音や嚥下の障害を示さない．穿刺すると粘稠な黄色透明の内容液が吸引される．ときに自潰して，腫脹は縮小あるいは消失するが，短期間で再発する．

診断

ガマ腫は，舌下腺や口底に存在する小唾液腺あるいは顎下腺からの唾液の流出の障害により生じた嚢胞で，通常は嚢胞腔内面に上皮成分はみられず，線維性結合組織で覆われている．臨床的には炎症症状はなく，非常に軟らかい嚢胞で，波動が著明である．穿刺すると黄色，透明，粘稠な内容液が吸引される．鑑別すべき疾患として類表皮嚢胞（類皮嚢胞）がある．これは，ゆで卵の白身を圧するような弾力を触知し，内容は粥状，パテ状，あるいはオカラ状である．類表皮嚢胞（類皮嚢胞）は正中部に生じることが多いが，片側性の場合もまれではないので，発生部位だけでは鑑別できない．また，表面が赤紫色を呈する場合は，必ず穿刺して，血管腫と区別する必要がある．

治療

ガマ腫は嚢胞壁が薄く，破れやすく，全摘出が困難なことが多いので，開窓術が第一選択される．嚢胞の周囲に浸潤麻酔〔2％キシロカイン®：藤沢，高血圧症患者では3％シタネスト・オクタプレシン：藤沢，など〕を行い，切開線はワルトン管や血管を避けて，嚢胞の上面ができるだけ大きく切離開窓されるように設定する．ピオクタニンブルー（塩化メチルロザニリン）などの色素あるいは電気メスを用いて粘膜表面に切開線をマーキングすると便利である．切除部分の粘膜をピンセットでつまみ，11番メス〔フェザーディスポーザブルスカルペル®：フェザー安全剃刀〕で長さ7～8 mmの切開を加え，嚢胞腔に達する．内容液の一部が流出し，内腔が確認されたら，腔内にテトラサイクリン軟膏塗布ガーゼを挿入し，充満させる．この操作により嚢胞腔を見失うことを防ぐことができる．切開部の辺縁の粘膜上皮と嚢胞壁を編み糸ナイロン5―0などで縫合する．あらかじめ設定した切開線に沿って3～4 mm間隔で切開と縫合を繰り返し，基始点に戻り，開窓を終える．術後は

ペニシリン系抗生物質〔アンピシリン（1.5 g/day）など〕あるいはセフェム系抗生物質〔セファレキシン（1.5 g/day），セフジニル（300 mg/day）など〕を5〜7日間，非ステロイド系消炎鎮痛剤〔ジクロフェナクナトリウム，ロキソプロフェンナトリウム（3 tab/day）など〕を3〜5日間投与する．

10 顎骨の病変
lesions of jaws

上顎骨骨炎　162
下顎骨骨炎　165
慢性硬化性骨髄炎　168
顎放線菌症　170
上顎骨骨折　173
下顎骨骨折　176
濾胞性歯嚢胞　180
歯牙腫　184
エナメル上皮腫　186
線維性骨異形成症　189

上顎骨骨炎
ostitis of maxilla

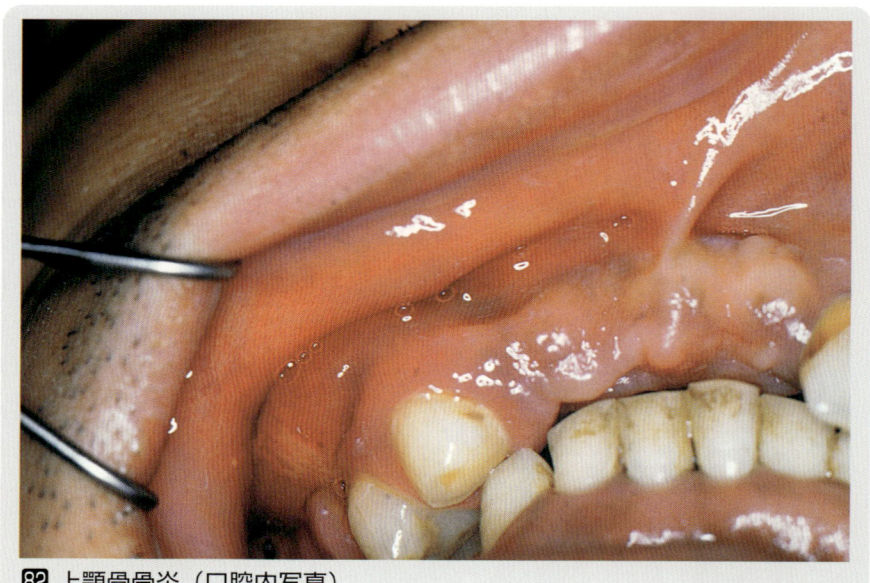

図82 上顎骨骨炎（口腔内写真）

症状　ほとんどの症例が歯性の炎症である．慢性辺縁性歯周炎が発端となることが多い．また，歯根肉芽腫，歯根囊胞あるいは埋伏歯なども感染源となる．原因歯は弛緩，動揺し，打診痛は原因歯に著明であるが，隣在歯も同様の症状を示す．自発痛，咬合痛も激しく，原因歯を中心に隣在歯数歯にわたる歯肉，歯肉頬移行部あるいは口蓋に及ぶ，びまん性の腫脹，発赤を認める（図82）．発症の初期は局所の皮膚や粘膜の緊張性の腫脹および拍動性の自発痛を訴える．5～7日後に膿瘍形成がみられ，自潰することもあるが,切開排膿すると症状は急速に軽減する．

図83 上顎骨骨炎（顔面写真）

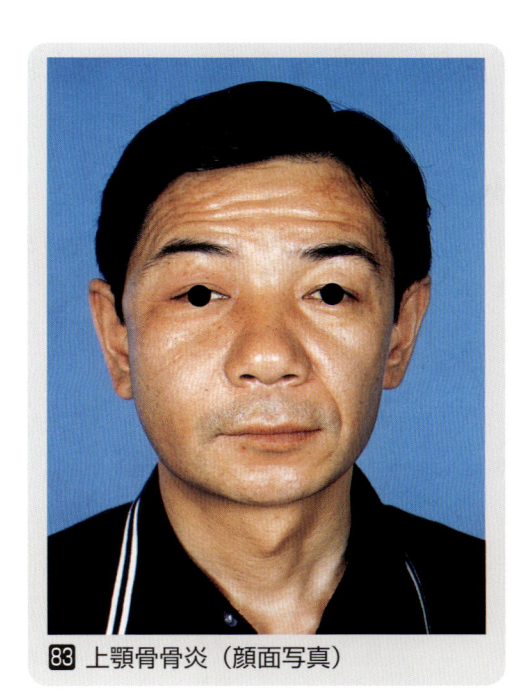

　前歯部上顎骨骨炎では上唇，鼻翼周囲の腫脹も著明となる（図83）．外歯瘻が形成される場合は，内眼角部に開口することが多い．臼歯部上顎骨骨炎では腫脹や疼痛は頰部から咬筋部に及び，また，眼窩周囲にまで波及すると眼裂閉鎖がみられる．炎症がさらに拡大し，咬筋，側頭下窩あるいは翼口蓋窩にまで及ぶと，開口障害が著明となる．顎下リンパ節は腫脹し，圧痛も強い．38℃前後の発熱がみられ，全身倦怠，食欲不振などを訴えることも多い．

診断　感染源となる口腔内所見を確認する．エックス線写真では辺縁性歯周炎による比較的広範囲の歯槽骨の吸収，根尖病巣，埋伏歯などが認められることが多い．歯性上顎洞炎や術後性上顎囊

胞と鑑別する．血液検査では白血球増多，CRP（C反応性蛋白質）値上昇がみられる．

治療　ペニシリン系抗生物質〔アンピシリン，アモキシシリン，シクラシリン（1.0〜1.5 g/day）など〕あるいはセフェム系抗生物質〔セファレキシン（1.0〜1.5 g/day），セファクロル（750 mg/day），セフジニル（300 mg/day）など〕または化学療法剤〔オフロキサシン，シプロフロキサシン（300〜600 mg/day）など〕を処方する．1週間以内に改善されない場合には嫌気性菌の関与も疑われるので，リンコマイシン（1.5 g/day）あるいはクリンダマイシン（600 mg/day）などの投与を行う．また，非ステロイド系消炎鎮痛剤〔ロキソプロフェンナトリウム，ジクロフェナクナトリウム，ナプロキセン（3 tab/day）など〕を併用する．胃腸障害の予防としては，健胃剤〔S・M®（3包/day）：三共，など〕，消化性潰瘍剤〔イサロン®（300 mg/day）：グレラン—武田，セルベックス®（150 mg/day）：エーザイ，など〕，乳酸菌製剤〔ラックB®（3 g/day）：日研，ポリラクトン®（3〜6 cap/day）：ミドリ十字，など〕などを用いる．膿瘍形成がみられたら切開し，ドレインを挿入して，排膿を促進させる．膿は嫌気培養も含めた細菌検査を行い，起炎菌を同定する．膿の採取保存輸送用容器としてはシードスワブ®1号「栄研」（栄研器材）が便利である．消炎後，原因歯は抜歯の適応となることが多い．

下顎骨骨炎
ostitis of mandible

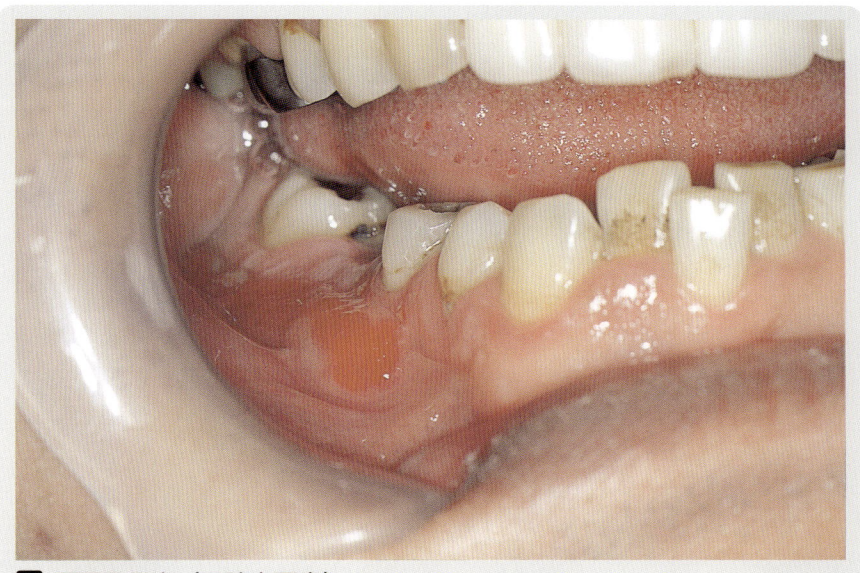

図84 下顎骨骨炎（口腔内写真）

症状 原因歯を中心として，隣在歯の挺出感，動揺，打診痛ともに激しく，歯肉，歯肉頰移行部は広範囲に発赤，腫脹し（図84），その全域に緊張感，灼熱感を伴い，拍動性疼痛も著明である．口腔外所見は，下顎前方部の骨炎では下唇，オトガイ下部の腫脹がみられ，臼歯部や智歯部では下顎骨体から下縁にかけての皮膚の発赤や腫脹が著明となる．顎下リンパ節の腫大，圧痛もみられる．炎症が下顎管を含むときはオトガイ神経麻痺が生じる．智歯が原因の場合は開口障害が著しい．化膿巣が限局すると歯肉頰移行部に膿瘍を形成することが多い．炎症が舌下隙や

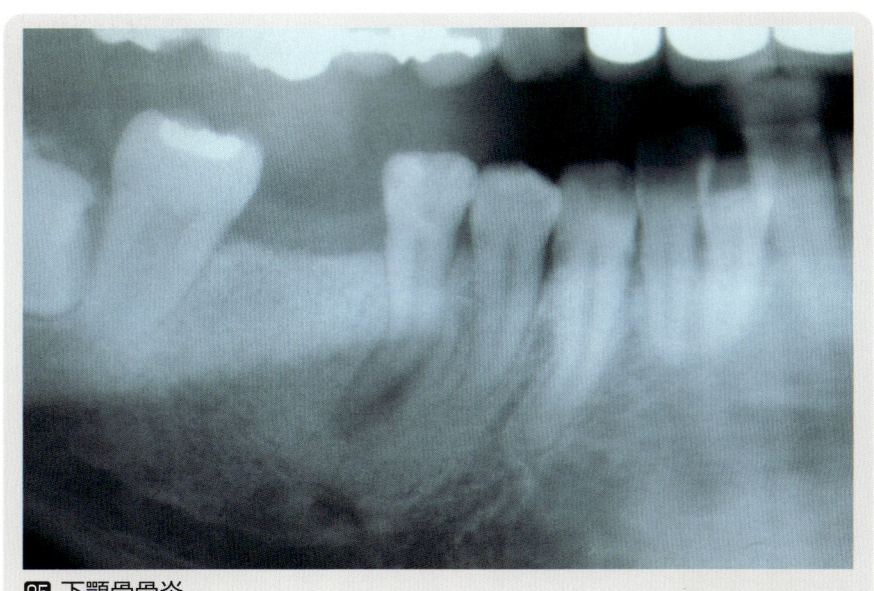

85 下顎骨骨炎
（断層方式のパノラマ撮影法エックス線写真）

オトガイ下隙に波及すると口底蜂窩織炎が継発され，舌運動が阻害され，嚥下障害や構音障害が発生する．

診断 断層方式のパノラマ撮影法エックス線写真により下顎骨の病巣が把握される（図 **85**）．上顎骨骨炎と同様に，根尖部あるいは歯周組織の炎症が顎骨や骨膜に達した状態である．上顎と異なり，埋伏智歯が原因となることが多い．また，下顎骨の囊胞や腫瘍が感染源となることもまれではない．血液検査では白血球増多，CRP（C反応性蛋白質）値の上昇がみられる．

治療 抗菌剤による治療が主体であり，その内容は上顎骨骨炎の場合と同様である．口底蜂窩織炎を継発し，嚥下困難が著明な症例

ではペニシリン系抗生物質〔アンピシリン（2 g/day）など〕あるいはセフェム系抗生物質〔セファゾリン，セファロリジン（2 g/day）など〕の点滴静注が有効である．抗生物質の注射投与では，アナフィラキシーを防ぐために薬物過敏反応の既往歴や家族歴を問診したあと，皮内反応試験により安全性を確認することが必要である〔皮内反応試験の実施方法については口底炎の項（p.154）を参照〕．

　膿瘍が形成されたら切開排膿をはかり，採取された膿は細菌検査を行い，起炎菌を同定する．細菌検査では嫌気培養も行うことが望ましい．膿の採取保存輸送用容器としてはシードスワブ® 1 号「栄研」（栄研器材）が便利である．消炎後，原因歯を抜歯するなどの根治的な処置が行われる．

慢性硬化性骨髄炎
chronic sclerosing osteomyelitis

症状　発生頻度は高くはないが，難治性である．成壮年者の下顎の大臼歯部から上行枝部に発生することが多く，下顎骨および周囲の組織の激しい疼痛，開口障害を繰り返す慢性的な疾患である．臨床所見としては，下顎骨のびまん性腫脹，肥厚がみられ，増悪期には，歯肉，歯肉頬移行部の発赤，腫脹，圧痛，激しい自発痛があり，開口障害も伴う．口腔内外に瘻孔や潰瘍はみられない．オトガイ神経麻痺がみられることもある．顎下リンパ節の腫脹も著明となる．

診断　病因については免疫力の低下，顎骨自体のなんらかの悪条件，嫌気性弱毒菌である *Propionibacterium acnes* の感染などがあげられているが，明らかにはされていない．来院時には，患部の大臼歯はすでに抜歯されていることが多い．経過中に排膿や瘻孔形成などがみられることがまれであるため，緩解期に近い状態だけをみると，顎関節症，三叉神経痛あるいは非定形顔面痛などと誤診されることがある．エックス線写真所見が診断の根拠となる．骨硬化により骨梁は不明瞭となり，すりガラス状を呈する．骨皮質は消失し，下顎管壁の消失もみられる（図 86．^{99m}Tc–MDP（テクネシウム–メチルニリン酸）骨シンチグラフィーでは病巣と一致したアイソトープの取り込みがみられる．

治療　活動期は混合感染を示すことが多く，抗菌剤の投与が治療の主役となる．内服薬ではペニシリン系あるいはセフェム系抗生物質のほかに，嫌気性菌に対してはリンコマイシン（1.5 g/day），

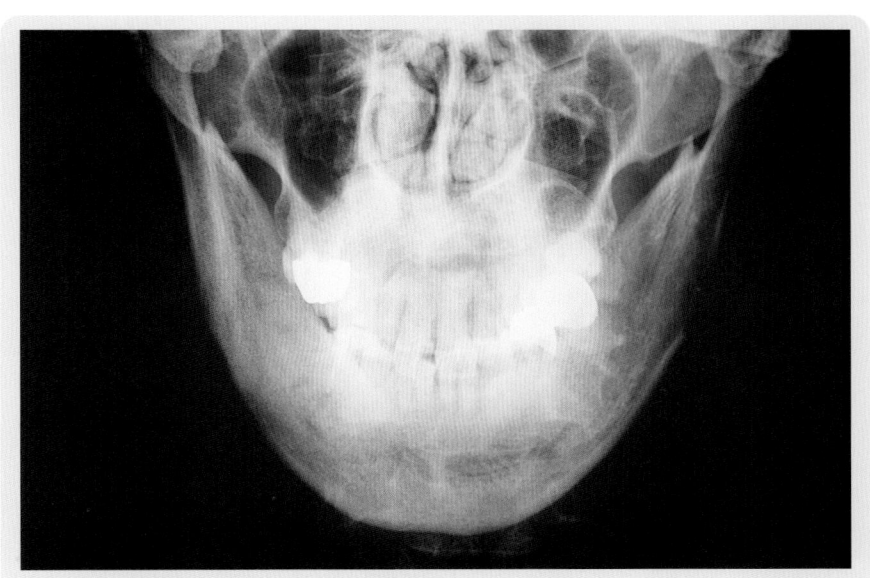

86 右側下顎骨の慢性硬化性骨髄炎
（後頭前頭位撮影法エックス線写真）

クリンダマイシン（600 mg/day）などが有効である．また，オフロキサシン（300〜600 mg/day），シプロフロキサシン（300〜600 mg/day）などの化学療法剤も用いられる．注射剤ではペニシリン系，第三世代セフェム系，オキサセフェム系，カルバペネム系抗生物質などが用いられる．薬物療法のみでは短期間で再燃を繰り返す場合には皿状化（saucerization），下顎骨外側骨皮質除去手術などの外科的治療を行う．皿状化は，病巣部骨髄を十分搔爬し，周囲の骨皮質を削除して，局所を皿状化し，大きく開窓する方法である．病巣が広範囲で，びまん性の場合には，下顎骨外側骨皮質除去手術と同時に灌流装置を設置して抗生物質などの灌流を行う．

顎放線菌症
actinomycosis of jaw

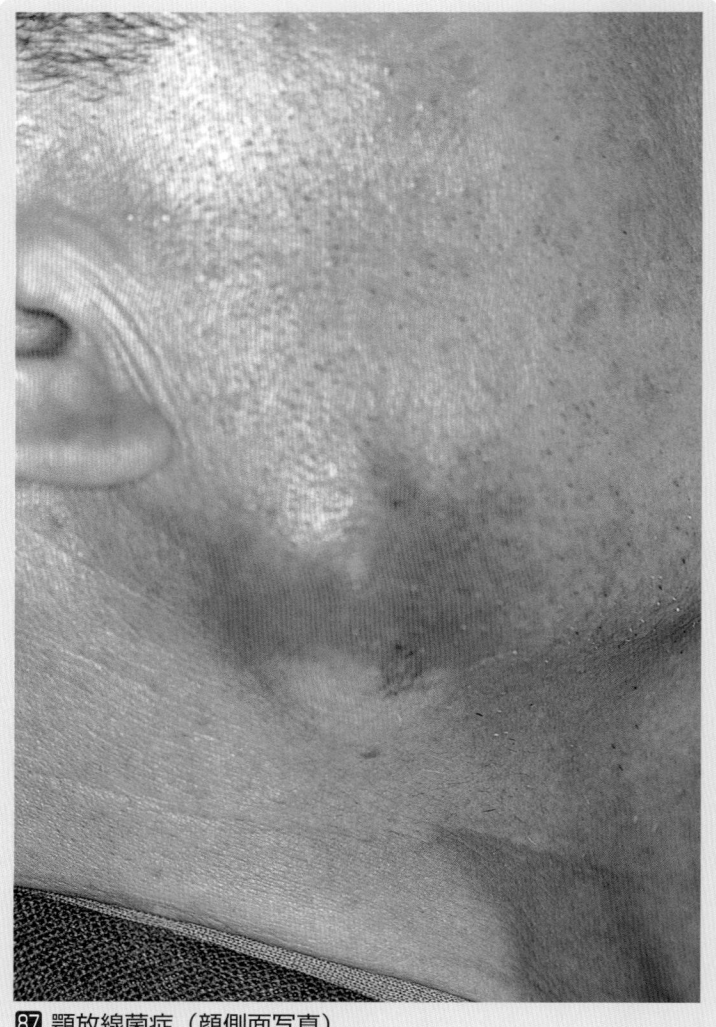

87 顎放線菌症(顔側面写真)

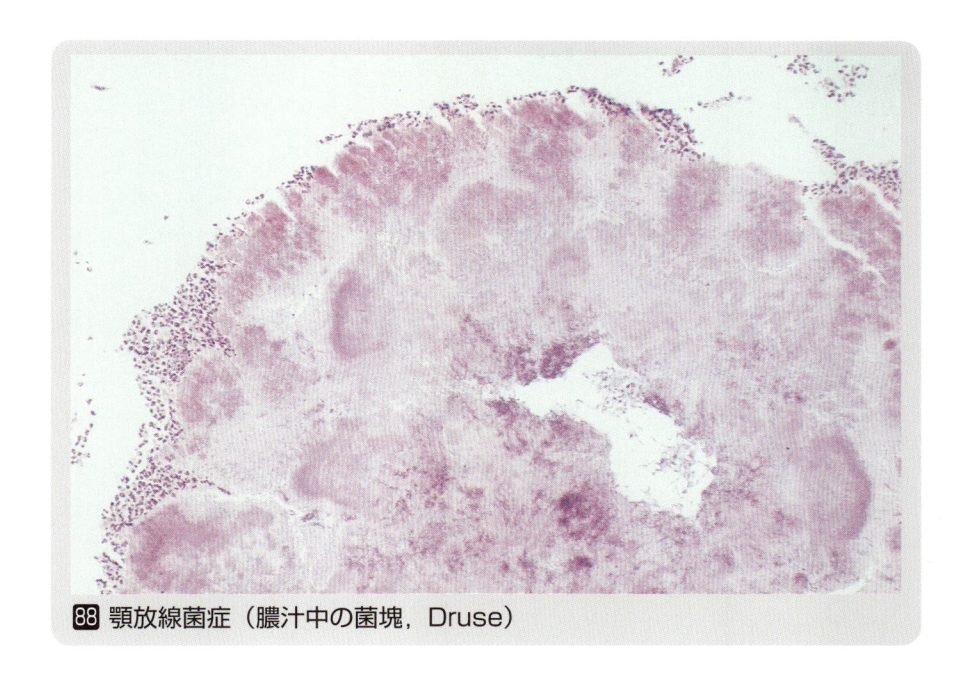

図88 顎放線菌症（膿汁中の菌塊，Druse）

症状 罹患部位は下顎智歯部がほとんどである．発赤，疼痛，腫脹を伴う急性炎が消退するにつれ，腫脹部分，とくに，咬筋部に比較的広範囲の板状硬結とよばれる硬い硬結が出現し，開口はほとんど不能となる（図87）．進行すると硬結部皮下に多数の小膿瘍が形成される．顎骨内部においては肉芽組織形成，膿瘍形成が生じ，顎骨の膨隆や，一方では骨吸収がみられる．

診断 放線菌の感染により起こる．大部分は *Actinomyces israelii* による．また，*A. naeslundii*，*A. viscosus* が起炎菌のこともある．放線菌は口腔常在菌であるが，ときに病原性を獲得するといわれている．齲蝕，抜歯創から感染することが多い．板状硬結，強度の開口障害が臨床的な特徴である．また，膿汁中に粟粒状の菌塊（Druse）をみることがあり，診断の一助となる（図88）．

治療 ペニシリン系抗生物質〔アンピシリン（1.5 g/day）〕が有効である．アンピシリンのプロドラッグであるバカンピシリン，タランピシリン，レナンピシリン（1.5 g/day）なども用いられる．板状硬結が広範囲で，開口障害もとくに強度で，開口が不能であるような症例では，ペニシリン系抗生物質〔ベンジルペニシリンカリウム（60〜120万単位/day），あるいはアンピシリン（1〜2 g/day）〕の点滴静注あるいは筋注を行う．抗生物質の注射投与に際しては，アナフィラキシーを防止するために，既往歴や家族歴で抗生物質に対する過敏症のないことを問診したあと，皮内反応試験を行い，アレルギーのないことを確認する〔皮内反応試験の実施方法については口底炎の項（p. 154）を参照〕．

上顎骨骨折
fracture of maxilla

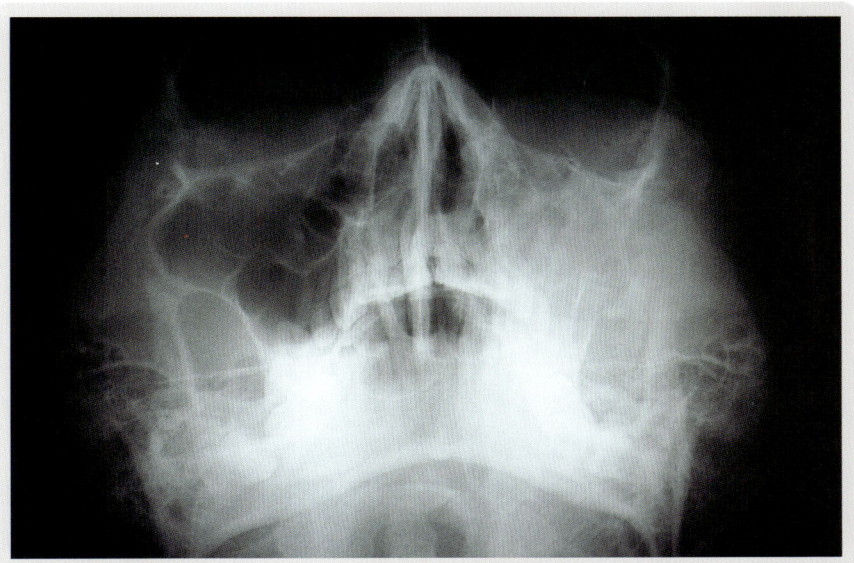

89 左側上顎骨骨折（頰骨骨折，Waters 投影法エックス線写真）

症状　上顎骨骨折は，下顎骨骨折と比較して発生頻度は低い．上顎骨は，前頭骨，頰骨，鼻骨，篩骨，口蓋骨などと結合して顔面頭蓋を形成しているため，上顎骨単独の骨折は少なく，多くは隣在する顔面骨骨折を伴う．したがって，治療内容が眼科，耳鼻科あるいは脳外科領域に及ぶことがあり，重篤な症状を呈する場合には，その治療が先行され，歯科，口腔外科には陳旧期に移行する段階で来院することが多い．

　原因は，交通事故，作業事故，スポーツなどが多い．口腔，顔面症状としては，開咬，開口障害，浮遊上顎骨，顔面陥凹な

どがみられる．また，口蓋骨が矢状面で骨折すると（縦骨折）歯列弓の断裂がみられる．

診断　エックス線写真により骨折線の状態を把握する．撮影は後頭前頭位撮影法，Waters 投影法（後頭オトガイ位），断層方式のパノラマ撮影法，咬合法などである．また，エックス線 CT 撮影も欠かせない．上顎骨骨折には Le-Fort（ルフォー）の分類方法がある．Le-Fort Ⅰ型の骨折線は，梨状口より上顎洞前壁を横切し，翼口蓋窩に達する．臨床症状は，上顎骨の後退，開咬，浮遊上顎骨などがみられる．Le-Fort Ⅱ型の骨折線は頰骨上顎縫合から眼窩底に達し，前頭上顎縫合，前頭鼻骨縫合を横切する．臨床的には眼球結膜充血，眼球上転障害，複視，中顔面の変形などが著明である．実際の症例では，Le-Fort Ⅱ型に近い骨折で，頰骨骨折が比較的多くみられる（図 89）．これは，頰骨上顎縫合，頰骨前頭縫合，頰骨突起および眼窩底などの骨折がみられるもので，臨床症状として頰部陥凹，外眼角下垂，開口障害などを示す．また，頰骨弓骨折では同部の陥没が明らかで，開口障害がみられることがある．Le-Fort Ⅲ型は，前頭頰骨縫合，眼窩底，前頭鼻骨縫合を横切するもので，頭蓋底の骨折を伴うこともあり，口腔外科領域を超える疾患である．

治療　Le-Fort Ⅰ型骨折あるいは口蓋骨の骨折で，受傷後 3 週間以内であり，咬合障害のみがみられる場合には非観血的な治療が第一選択される．上下顎に三内式線副子〔サンプラチナ副木®：サンキン，など〕を装着し，矯正用輪ゴムで牽引し，整復模型を指標に咬合を回復する．遅くとも 4 週間以内に整復されたら，顎間固定をする．上顎の後退が著明な場合には臥床伸

展ベットを利用し，1.5〜2.5kgで牽引する．

上顎骨骨折の観血的整復では，上顎洞前壁の骨欠損が大きい場合や，Le‒FortⅠ型骨折で，上顎の後退や，開咬のはなはだしい症例では腸骨移植が適応される．

骨固定は，上顎洞前壁，眼窩下縁，頬骨上顎縫合部には0.3〜0.4mm鋼線あるいはチタン製ミニプレート（ライビンガー社―マーチン社）など（図90）が用いられる．Le‒FortⅠ型骨折では，頬骨突起基部や眼窩下縁を利用した懸吊（suspension）固定を併用すると強固な固定が得られる．

頬骨骨体の固定は，キルシナー鋼線（Kirschner's wire）により左右の頬骨を串刺し状に固定するピンニング（pinning）が併用される（図91）．

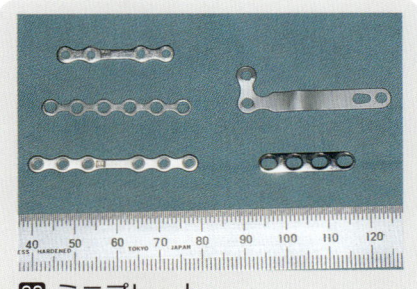

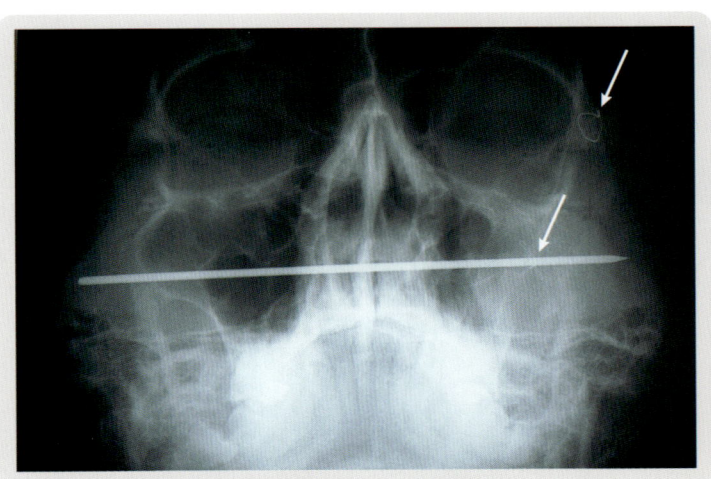

90 ミニプレート

91 上顎骨骨折（頬骨骨折）
キルシナー鋼線および0.3mm鋼線による固定

下顎骨骨折
fracture of mandible

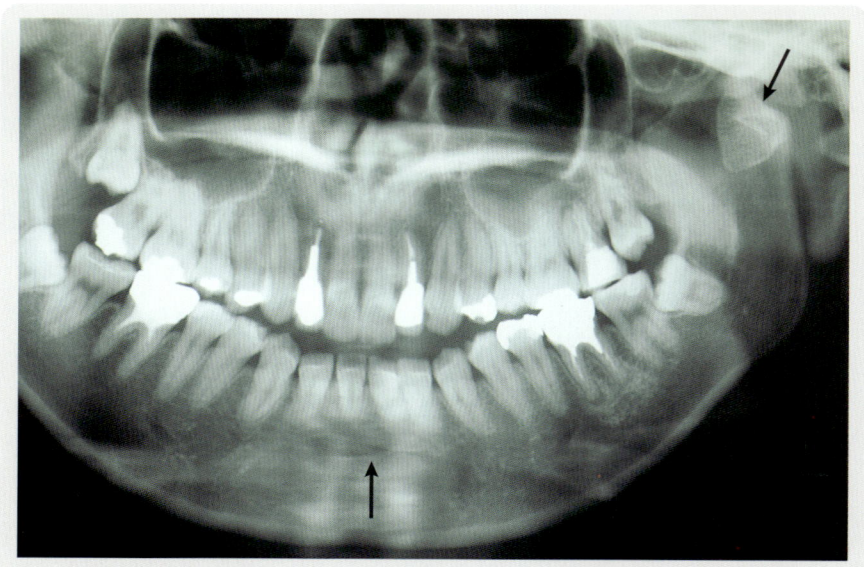

92 下顎骨骨折（断層方式のパノラマ撮影法エックス線写真）
左側関節突起および正中部

症状 顔面骨骨折のなかでは最も頻度が高く，交通事故，スポーツなどによる外傷性骨折と，悪性腫瘍や骨粗鬆症，大理石骨病などによる病的骨折がある．臨床症状は顔面の腫脹，疼痛をはじめ，開口障害，嚥下障害，咬合や歯列の異常，オトガイ神経麻痺など多彩であるが，骨片は骨折部位により一定の変位を示し，骨片部位に付着したそれぞれの筋肉の収縮方向に牽引される．骨折部位は下顎角部，前歯部が多く，ついで関節突起部であるが，複合型も多い．

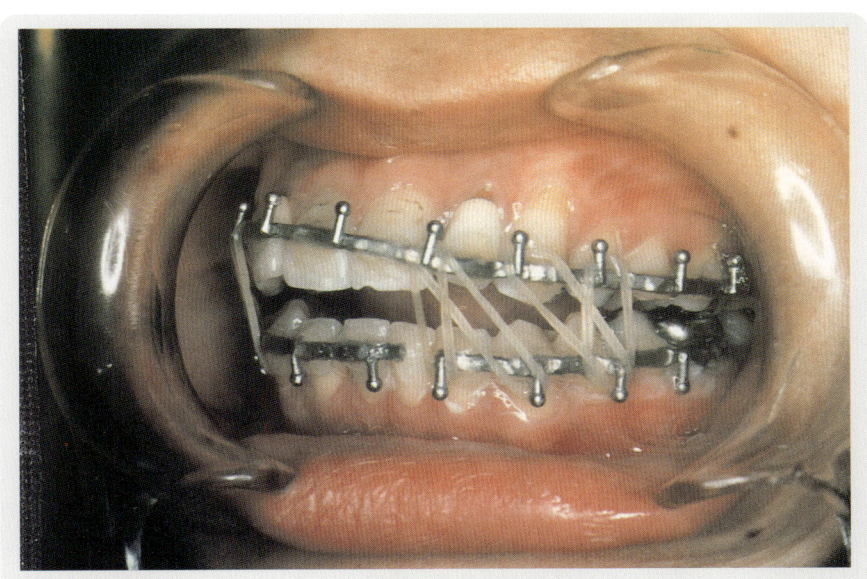

93 下顎骨骨折
ゴム牽引による整復

診断　多くの場合，歯列弓の断裂や咬合の状態から骨折部位を推測することができるが，エックス線写真により骨折部位，骨片の変位の状態を詳細に把握することができる．撮影方法としては，後頭前頭位撮影法，断層方式のパノラマ撮影法（図 **92**），側斜方向撮影法（シューラー法），眼窩関節法などが頻用される．また，正中付近の骨折では咬合法撮影が有用である．

治療　まず，抗菌剤，非ステロイド系消炎鎮痛剤により急性の炎症を抑える．骨折線上の歯は，脱臼して動揺が激しく，感染源にな

ることが十分予測されるときは，抜歯する．また，半埋伏状態の智歯で骨癒合の妨げになる場合も抜歯される．その後，整復，固定が行われるが，治療方針は非観血的あるいは観血的方法とに分かれる．両者のおもな違いは，前者は，外来通院で治療が行われるが，顎間固定の期間が最低6週間必要であり，その間の栄養はミキサー食に依ること，後者は，入院手術が必要であるが，金属プレートによる骨接合，固定を行うので，原則的には顎間固定が行われないことである．骨折部位が下顎骨の骨体部分のみであれば非観血的方法が選択されることが多い．三内式線副子〔サンプラチナ副木®：サンキン〕などを歯列弓に沿って屈曲し，これを接着性レジン〔スーパーボンド®：サンメディカル〕および0.3 mm金属線〔顎間固定用結紮線®：サンキン〕で固定し，上顎歯列を固定源として矯正用輪ゴムで牽引し，整復模型を指標に咬合の回復を行う（図93）．最近は，線副子に代わって，サージカルブラケットの使用されることも多い（図94）．整復期間は4週間以内が普通で，その間に整復されない場合は観血整復が適応となることが多い．整復後の顎間固定には0.3 mmの金属線が用いられる．また，オトガイ帽（chin cap）を併用し，歯の挺出を防ぐ．顎間固定の期間は普通6週間であるが，エックス線写真による骨癒合の状態の様子により，10週間程度に及ぶこともある．下顎骨骨体部の観血整復では，仮の顎間固定で咬合を完全に整復しておき，金属プレート〔AOプレート®：ロバートマチス社，ライビンガーチタンプレート®：ライビンガー社，な

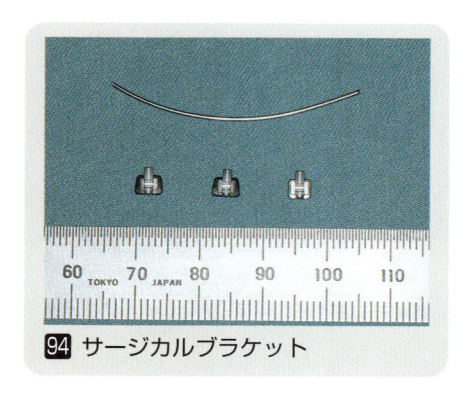

94 サージカルブラケット

ど（図 95）〕を下顎骨に適合させ，骨接合を行う．なお，金属プレートをネジ止めするとき，套管針（trocar）を利用すると，皮切は，数ミリの長さで，数か所行えばよい．

関節突起部の骨折は，非観血には整復が困難であり，開口障害，開咬などが後遺されることがあるので，観血整復が適応されることが多い．関節突起の顎内固定には，比較的簡単な術式で強固な固定が得られるキルシナー鋼線（Kirschner's wire）が使用されることが多い（図 96）．関節突起部の骨折では，固定の解除後に開口練習を行う．

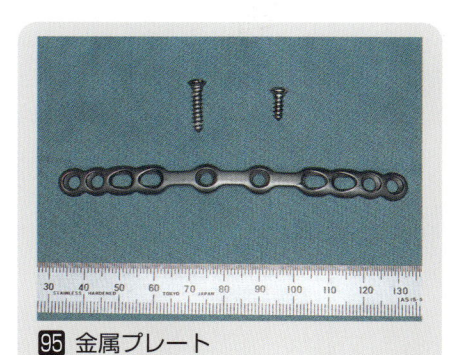

95 金属プレート

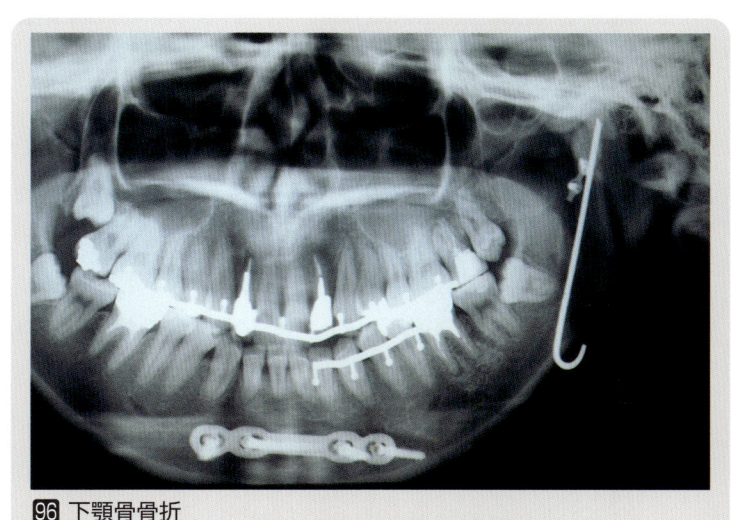

96 下顎骨骨折
キルシナー鋼線および金属プレートによる固定

濾胞性歯嚢胞
follicular cyst

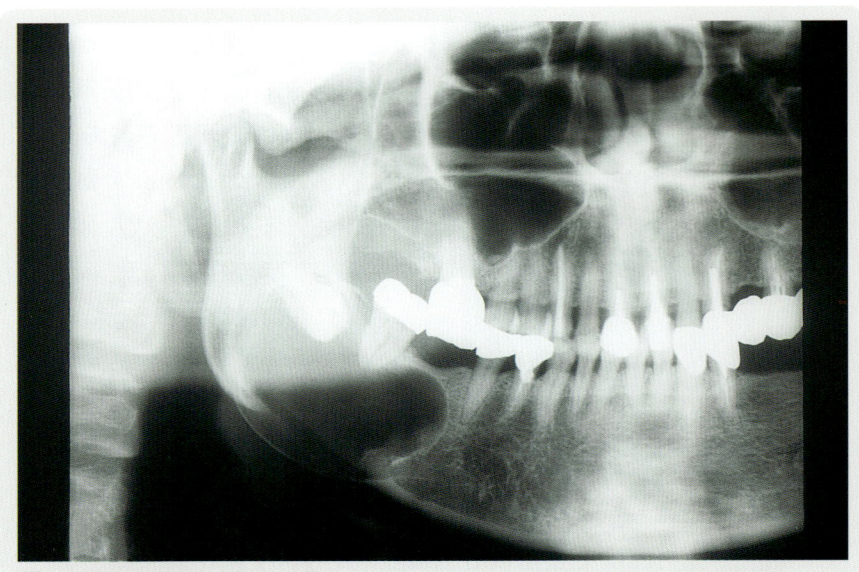

97 濾胞性歯嚢胞（含歯性嚢胞）

症 状　発育しつつある歯胚のエナメル器に由来する嚢胞で，嚢胞の発生する時期により，埋伏歯を含む場合と，無歯性のものとがある．近年は濾胞性歯嚢胞という名称はあまり用いず，前者を含歯性嚢胞（dentigerous cyst），後者を原始性嚢胞（primordial cyst）として分類することが多い．含歯性嚢胞は発育につれ顎骨の膨隆や近隣の歯の位置異常を起こす．また，感染源となり，急性の下顎あるいは上顎骨骨炎の症状を示すこともある．好発部位は下顎智歯部が最も多く，ついで上顎前歯部である．

　原始性嚢胞は，臨床的に無症状のことが多く，顎骨の膨隆や

図98 濾胞性歯嚢胞（原始性嚢胞）

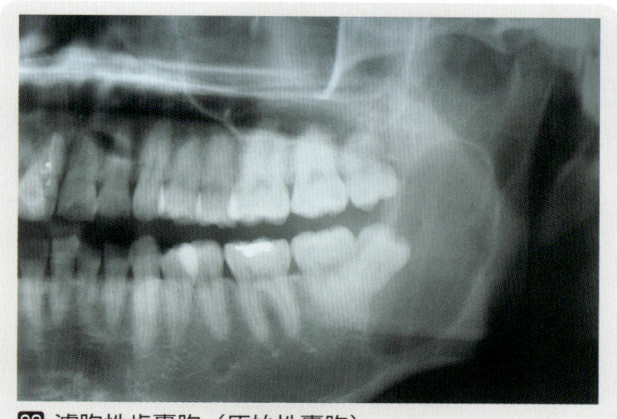

菲薄化を示すことが少ないことが特徴的である．歯科治療の目的で撮影された断層方式のパノラマ撮影法エックス線写真で発見されることが多い．好発部位は下顎智歯部から下顎枝であり，摘出後も再発することがあり，注意が必要である．

診断　含歯性嚢胞は，エックス線写真で境界の明瞭な透過像を示し，そのなかに埋伏歯の歯冠を有する．ほとんどが単胞性である（図97）．圧迫的に増大するので骨は膨隆し，骨吸収が進行すると羊皮紙様感や波動を触れるようになる．内容液は黄色，透明，漿液性でコレステリン結晶を含むことが多い．病理組織学的には，嚢胞壁は重層の扁平あるいは立方上皮で裏装され，外層は線維性結合組織である．

　原始性嚢胞は境界明瞭なエックス線透過像を示すが，骨膨隆を示すものは少ない（図98）．多胞性のものも多い．また，多発することもある．内容は上皮の角化変性物質で，パテ状，オカラ状のものが多い．病理組織学的には嚢胞壁の上皮が角化を

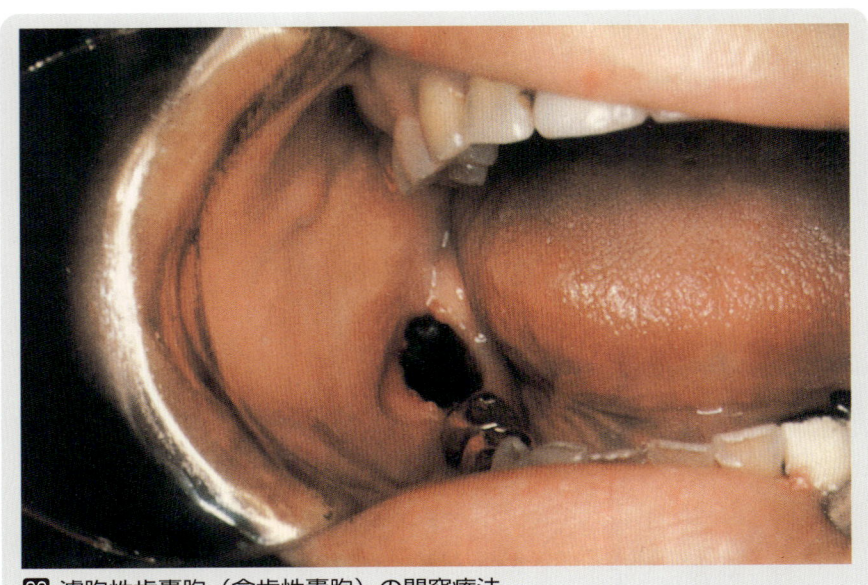

99 濾胞性歯嚢胞（含歯性嚢胞）の開窓療法

示し，歯原性角化嚢胞（odontogenic keratocyst）ともよばれる．主嚢胞の近くに，独立して小さな娘嚢胞（daughter cyst）がしばしば存在し，これが摘出後の再発の原因の1つにあげられている．

　鑑別すべき疾患としてエナメル上皮腫がある．また，多胞性の原始性嚢胞は顎骨中心性粘液腫と類似したエックス線写真像を示す．多発性の場合は基底細胞母斑症候群の部分症状であることもある．これは，常染色体異常の優性遺伝性疾患で，上下顎の多発性骨嚢胞（原始性嚢胞，含歯性嚢胞），肋骨分岐，皮膚の母斑性基底細胞上皮腫，掌蹠の点状小窩，脳硬膜石灰化などを示す症候群である．

治療 含歯性囊胞で骨膨隆が著しい症例は開窓術が奏効することが多い．開窓部は歯槽頂にできるだけ大きく設置し（図 99），囊胞上皮と歯肉上皮が移行するまで1～2週間，テトラサイクリン軟膏塗布ガーゼで開窓部を圧迫する．その後は栓塞子（obuturator）を装着する．永久歯萌出中の若年者であれば，開窓後数か月で改善傾向が明らかになる．囊胞腔は縮小し，埋伏歯は萌出傾向を示す．

　原始性囊胞は開窓療法が期待されないので摘出するが，主囊胞以外に娘囊胞が存在することが多く，取り残すと再発する確立が高いので，摘出後，十分な骨削除を行う．

歯 牙 腫
odontoma

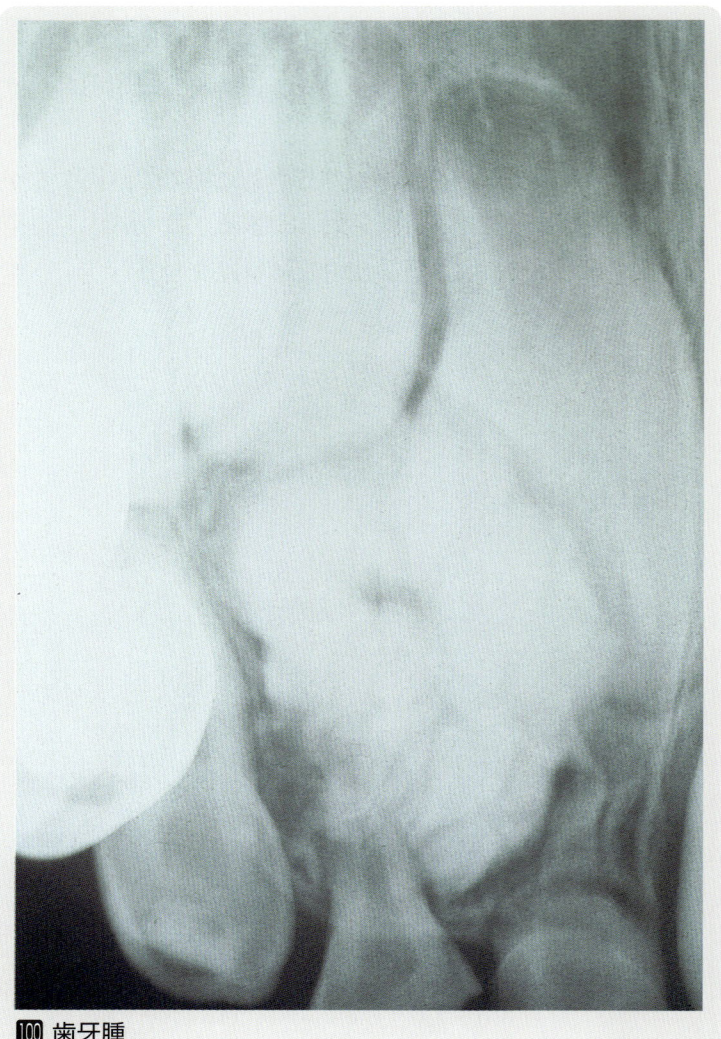

100 歯牙腫

症状 一般に，臨床的には無症状のものが多いが，乳歯の残存，永久歯の未萌出，歯の位置の異常などで，エックス線撮影を行い，発見されることが多い．また，歯槽突起部では骨膨隆を示すことがある．ほとんどの症例が永久歯列に関与している．

診断 エックス線写真では小さな歯を思わせる不透過像の集合体（図 100），あるいは周囲の骨質とは明らかに区別できる塊状の不透過像を示す．病理組織学的には多数の小さな歯牙様構造物がみられ，個々の構造物は，線維性組織で分離された，集合性歯牙腫（compound odontoma）と，形成された歯牙硬組織の配列は不規則であり，歯の形を示さない複雑性歯牙腫（complex odontoma）とがある．

治療 摘出術を行う．腫瘍は薄い被膜で覆われており，周囲骨との癒着はないので容易に摘出される．

エナメル上皮腫
ameloblastoma

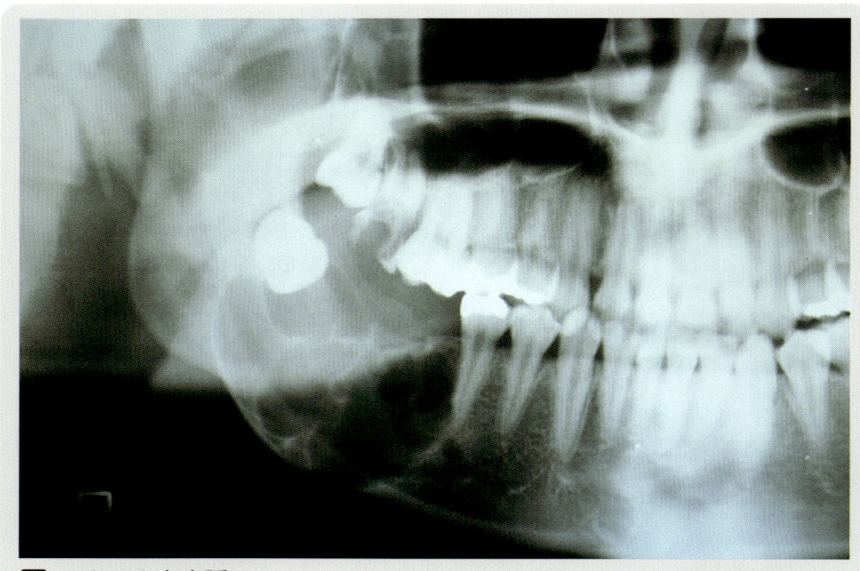

101 エナメル上皮腫
（断層方式のパノラマ撮影法エックス線写真）

症状　発育は緩慢で，初期は無症状であるが，腫瘍が増大して顎骨の膨隆が自覚されたり，あるいは，感染を起こして急性顎炎の症状を呈したときに来院することが多い．腫瘍の大きさは，鶏卵大程度が一般的であるが，大きく増大したものでは，骨皮質は薄く，羊皮紙様感を呈したり，波動を触れることもある．歯の動揺や位置の異常を示すことも多い．好発部位は，下顎臼歯部から下顎角部で，とくに，智歯部が多い．上顎は少ない．性差はなく，20～30歳で発見される症例が多い．

診断 代表的な歯原性腫瘍で，わが国では口腔腫瘍の20〜30％を占めるが，欧米では1％と低値を示す．エックス線写真では，顎骨内に単胞性あるいは多胞性の境界の明瞭な透過像を示し，約半数に埋伏歯を認める（図101）．また，近接歯では歯根の吸収がみられることが多い．病理組織学的分類として，石川（1957）は，腫瘍細胞の分化度を基準にして，分化度が高く，歯胚のエナメル器に似た構造を示すものをⅢ型，部分的に扁平上皮化あるいは角化を示すものをⅡ型，扁平上皮様の腫瘍細胞を示すものをⅠ型とした．WHO（1992）は，腫瘍の増殖様式により濾胞型と網状型とに分類した．病理組織学的分類と臨床的分類との関連では，膨隆性の発育傾向はエナメル上皮腫の分化度が高いものほど明らかであるとされている．

　単胞性エナメル上皮腫と濾胞性歯嚢胞，また，多胞性エナメル上皮腫と顎骨中心性粘液腫，多胞性の原始性嚢胞などは類似したエックス線写真像を呈するので，鑑別が必要である．

治療 エナメル上皮腫は圧迫的に増殖するものから浸潤増殖性を示すものまで多様であり，治療方法は，摘出，開窓，切除などが選択されるが，適切な治療が行われないと再発する．

　一般に，単胞性の場合は開窓療法が第一選択される．開窓療法では，新生骨間に腫瘍細胞が取り残されることを防ぐために腫瘍の搔爬や凍結外科（cryosurgery）を併用することもある．

　開窓療法で腫瘍の縮小と骨新生が明らかな症例は手術範囲の縮小化が期待できる．また，成長期の患者では手術時期の延期も可能となる．

　多胞性の場合は切除の適応となる．下顎骨の切除方法は辺縁切除あるいは区域切除が適応される．切除は10 mm程度の安全域をもって行われる．近遠心的には1〜2歯分の外側で切除

されることが多い．下顎骨下縁の吸収が著しく，保存不可能な症例は区域切除され，腸骨移植による即時再建が行われる．

WHO による歯原性腫瘍の分類（1992 年）

良性腫瘍	① エナメル上皮腫 ② 歯原性扁平上皮腫 ③ 歯原性石灰化上皮腫（Pindborg 腫瘍） ④ 明細胞歯原性腫瘍 ⑤ エナメル上皮線維腫 ⑥ エナメル上皮線維象牙質腫（象牙質腫）およびエナメル上皮線維歯牙腫 ⑦ 歯牙エナメル上皮腫 ⑧ 腺様歯原性腫瘍 ⑨ 石灰化歯原性囊胞 ⑩ 複雑性歯牙腫 ⑪ 集合性歯牙腫 ⑫ 歯原性線維腫 ⑬ 粘液腫（歯原性粘液腫，粘液線維腫） ⑭ 良性セメント芽細胞腫（セメント芽細胞腫，真性セメント質腫）
悪性腫瘍	① 歯原性癌腫　　a．悪性エナメル上皮腫 　　　　　　　　b．原発性骨内癌 　　　　　　　　c．歯原性上皮腫瘍の悪性型 　　　　　　　　d．歯原性囊胞の悪性（転）化 ② 歯原性肉腫　　a．エナメル上皮線維肉腫（エナメル上皮肉腫） 　　　　　　　　b．エナメル上皮線維象牙質肉腫およびエナメル上皮線維歯牙肉腫 ③ 歯原性癌肉腫

（文献 18）より）

線維性骨異形成症
fibrous dysplasia of mandible

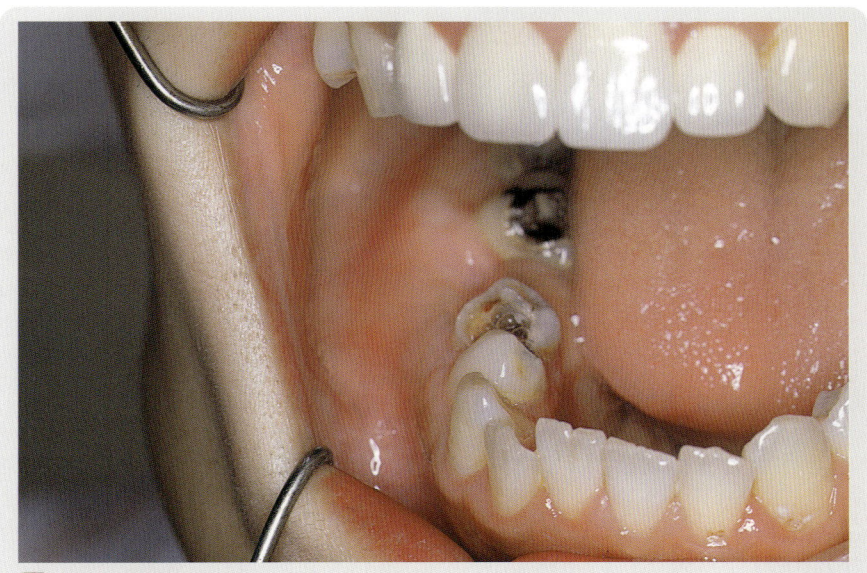

図102 下顎の線維性骨異形成症（口腔内写真）

症状　病変は若年期から生じ，次第に顎骨の無痛性膨隆をきたし，顔面の変形や歯の位置の異常による咬合障害が出現する（図102）．また，上顎に発生した進行症例では，眼球突出，鼻閉などの症状を呈する．成人期には骨病巣の進行が静止の傾向を示し，化骨が進んで休止状態となる．上下顎どちらにも発生し，上顎では，多くは，上顎側面部，上顎結節部，下顎では，小臼歯から大臼歯部の骨体部に好発する．性別は女性に多いとされている．

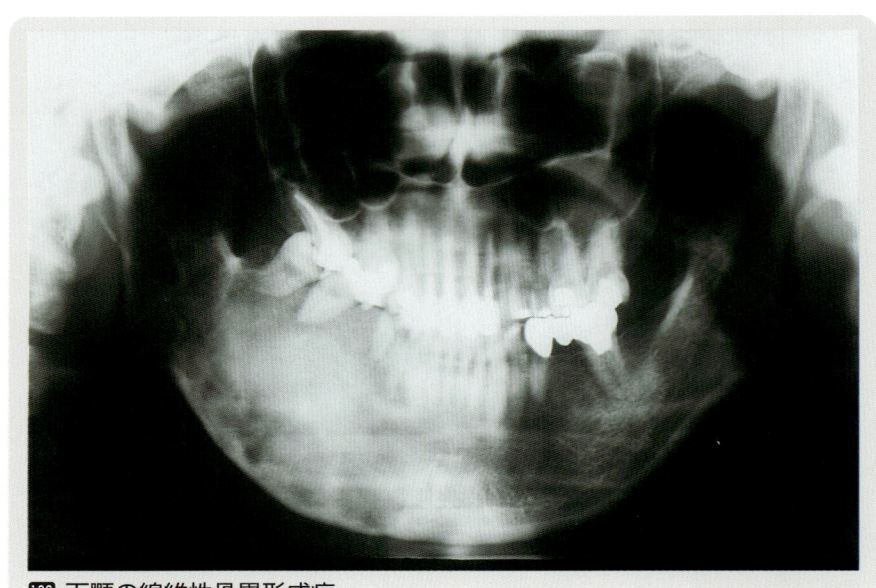

103 下顎の線維性骨異形成症
（断層方式のパノラマ撮影法エックス線写真）

診断 多発性線維性骨病変と皮膚色素斑および，女性の場合，性的早熟が合併する Albright 症候群，多発性の骨髄線維性病変である多骨性線維性骨異形成症および単一骨に線維性骨病変が発現して，色素斑や内分泌障害を示さない単骨性線維性骨異形成症の3つに分類されている．顎骨では単骨性が多い．エックス線写真ではすりガラス状，不透過性斑点状で，境界の不明瞭な陰影を示す（図 **103**）．補助診断として $^{99m}Tc-MDP$（テクネシウム-メチル二リン酸）骨シンチグラフィーで病変部に集積像（hot spot）がみられる．病理組織学的には，骨髄，海綿骨質部分は細胞成分に富んだ結合組織で置換され，そのなかに線維性組織の化生による骨質が形成されている．細胞は紡錘型で，索状，渦状に配列し，そのなかに細い骨梁が形成され，大きさ，

形態ともに不規則に配列している．骨質，結合組織線維，細胞成分の量的関係は症例により一様でなく，同一症例でも部位により異なる．鑑別診断として，化骨性線維腫，エナメル上皮腫，慢性硬化性骨髄炎などがある．

治療　骨膨隆が著しい場合には骨削除が行われるが，成長期では再発しやすい．しかし，壮年期では病状の進行が停止することが多いので，下顎骨の区域切除などの積極的な治療が行われることは少ない．

顎骨やそのほかの骨に異常を示す疾患

疾患名	症状
線維性骨異形成症	顎骨，四肢骨，骨盤の膨隆など
Albright 症候群	多発性線維性骨異形成症，皮膚色素沈着，女性の場合性的早熟
大理石骨病（Albers-Schönberg 病）	全身骨格系の高度の石灰化，病的骨折，顎骨骨炎，貧血，視力障害，聴力障害など
鎖骨頭蓋異骨症	鎖骨欠損，頭蓋骨発育不全，無歯症
Paget 病	慢性進行性の骨異栄養症，単発性または多発性の骨の肥大，硬化
Crouzon 病	頭額部突出，眼球突出，上顎骨劣成長など
進行性片側顔面萎縮症（Romberg 病）	片側の顔面の皮膚，筋肉，骨の萎縮

歯原性嚢胞の分類

従来多く用いられている分類	1．歯根嚢胞 2．濾胞性歯嚢胞 　　　無歯性嚢胞（原始性嚢胞） 　　　含歯性嚢胞 3．石灰化歯原性嚢胞
WHOによる分類（1992年）	A．発育嚢胞　developmental cysts 　(a) 歯原性嚢胞　odontogenic cysts 　　①乳児の歯肉嚢胞（エプスタイン真珠） 　　　 "gingival cyst" of infants（Epstein pearls） 　　②歯原性角化嚢胞（原始性嚢胞） 　　　 odontogenic kerato cyst（primordial cyst） 　　③含歯性（濾胞性）　dentigerous（follicular）cyst 　　④萌出嚢胞　eruption cyst 　　⑤側方性歯周嚢胞　lateral periodontal cyst 　　⑥成人の歯肉嚢胞　gingival cyst of adults 　　⑦腺系歯原性嚢胞；唾液腺-歯原性嚢胞 　　　 glandular odontogenic cyst；sialo-odontogenic cyst 　(b) 非歯原性嚢胞　non-odontogenic cyst B．炎症性嚢胞　inflammatory cysts 　(a) 歯根嚢胞　radicular cyst 　　①根尖と側方嚢胞　apical and lateral radicular cyst 　　②残遺嚢胞　residual radicular cyst 　(b) 歯周性（炎症性側方，下顎感染性頬側）嚢胞 　　　 paradental（inflammatory collateral, mandibular infected buccal）cyst

11 上顎洞の病変
lesions of maxillary sinus

歯性上顎洞炎 194
術後性上顎嚢胞 197
貯留嚢胞 200
上顎洞癌 202

歯性上顎洞炎
odontogenic maxillary sinusitis

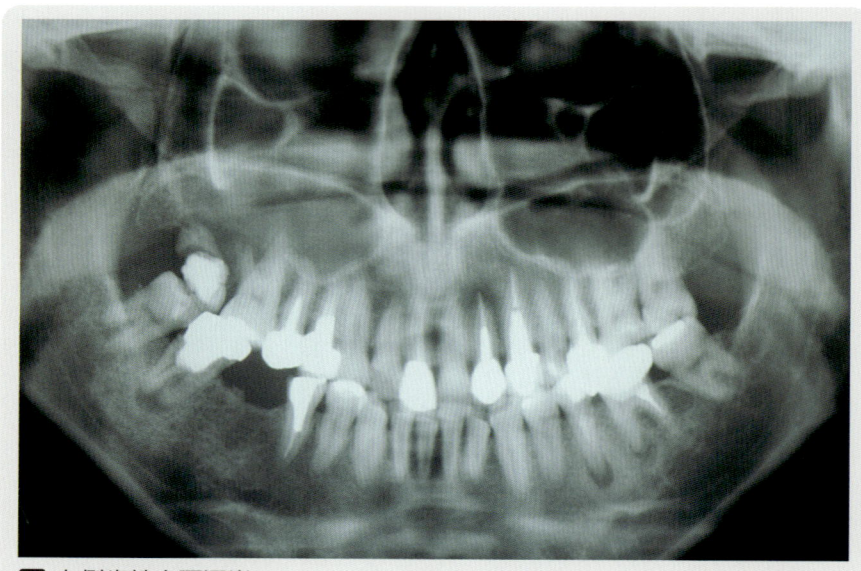

104 右側歯性上顎洞炎
（断層方式のパノラマ撮影法エックス線写真）

症状　上顎洞は歯根尖と近接しており，とくに，上顎第一，第二大臼歯および第二小臼歯などは根尖が上顎洞に突出していることもある．したがって，歯根肉芽腫，歯根囊胞，骨吸収が進行した辺縁性歯周炎，抜歯時の上顎洞穿孔，歯根迷入など，歯が原因となって上顎洞炎が生じることがある．これを歯性上顎洞炎とよぶ．片側性に発生することが多く，頰部の違和感，鈍痛，偏頭痛などを訴える．鼻汁の悪臭が主訴のこともある．原因歯は打診痛を有し，弛緩，動揺していることが多いが，感染根管を有する以外は著明な歯牙症状を呈さないこともある．

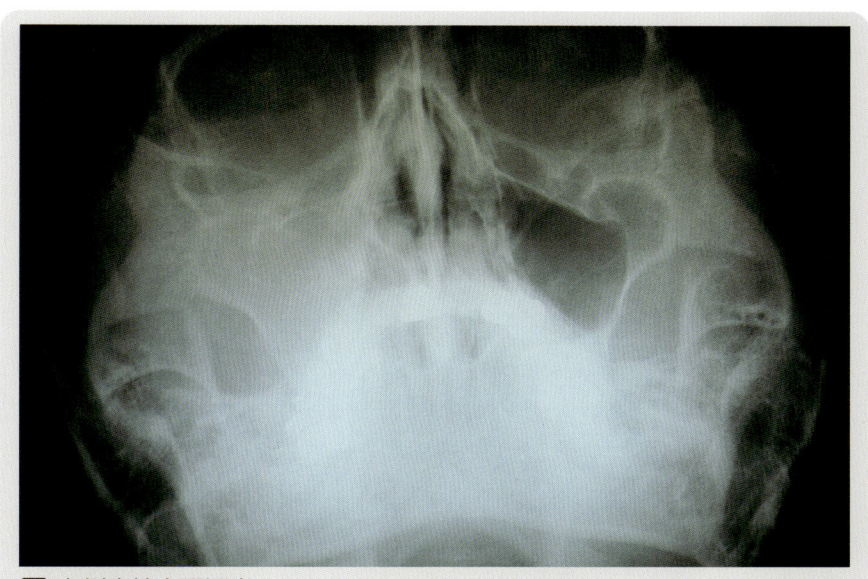

105 右側歯性上顎洞炎
（Waters 投影法エックス線写真）

診断 Waters 投影法，後頭前頭位撮影法エックス線写真，断層方式のパノラマ撮影法エックス線写真などで患側上顎洞の不透過性増強像を認める．原因歯の根尖周囲の洞底線は消失していることが多い（図 **104**，**105**）．鑑別すべき疾患として貯留囊胞(retention cyst)，斑模様の比較的高度のエックス線不透過像を呈する上顎洞アスペルギルス症，上顎洞真菌症などがある．貯留囊胞は洞粘膜に存在する腺組織の分泌液の貯留による囊胞で，洞底にドーム状あるいは半球状の半透過性エックス線写真像を示すが，普通，自覚症状はみられず，特別の治療を必要としない

ことが多い．上顎洞部のエックス線半不透過像と骨破壊が同時にみられる場合は，悪性腫瘍と診断される．

治療　原因歯の感染根管治療が適応となることもあるが，多くは，原因歯を抜歯し，生理食塩水により抜歯窩から上顎洞の洗浄を行うとともに，ペニシリン系抗生物質〔アンピシリン，アモキシシリン，シクラシリン（1.5 g/day）など〕またはセフェム系抗生物質〔セファレキシン（1.5 g/day），セファクロル（750 mg/day），セフジニル（300 mg/day）など〕あるいは化学療法剤〔オフロキサシン，シプロフロキサシン（300〜600 mg/day）など〕を投与する．また，プロナーゼ（3〜6 cap/day），セラペプターゼ（15〜30 mg/day），塩化リゾチーム（30〜150 mg/day）などの消炎酵素剤を併用する．さらに，胃腸障害を防止するために健胃剤〔S・M®（3包/day）：三共，など〕，乳酸菌製剤〔ラックB®（3 g/day）：日研，ポリラクトン®（3〜6 cap/day：ミドリ十字，など〕，消化性潰瘍剤〔イサロン®（300 mg/day）：グレラン―武田，セルベックス®（150 mg/day）：エーザイ，など〕などを処方することもある．上顎洞根治術の適応となることはまれであり，ほとんどの症例が上顎洞の保存的療法で治癒する．

術後性上顎囊胞
postoperative maxillary cyst

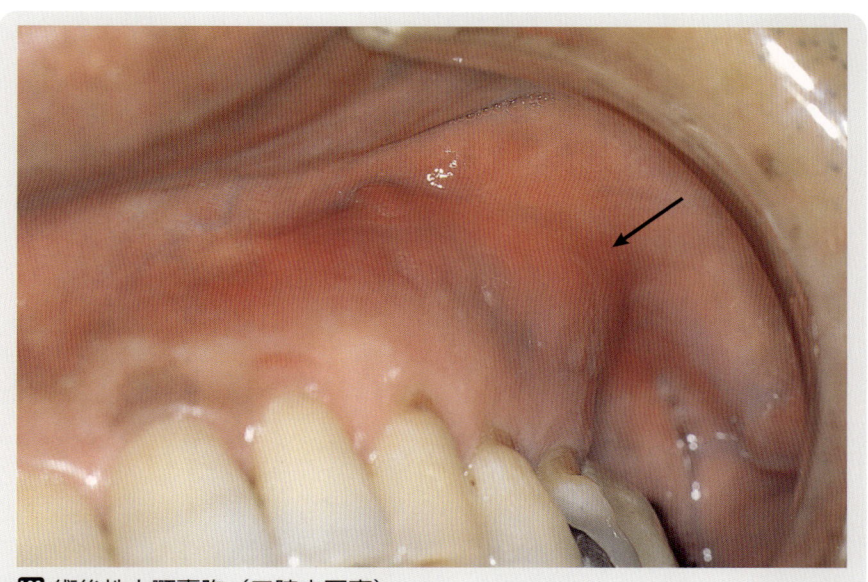

106 術後性上顎囊胞（口腔内写真）

症状　上顎洞炎の手術後10〜20年を経過して，本来の上顎洞部に発生する囊胞である．囊胞の二次的な感染が原因で自覚症状が出現することが多く，口腔内症状としては，上顎大臼歯部の歯肉頬移行部に腫脹，疼痛を認め，波動を触知する（図**106**）．消炎後にも犬歯窩付近に骨欠損を触れ，そこに圧痛を認めることが多い．

診断　上顎洞根治術の既往および口腔内，犬歯窩の切開瘢痕を確認する．膿瘍状の部分に穿刺し，吸引すると，チョコレート色の粘

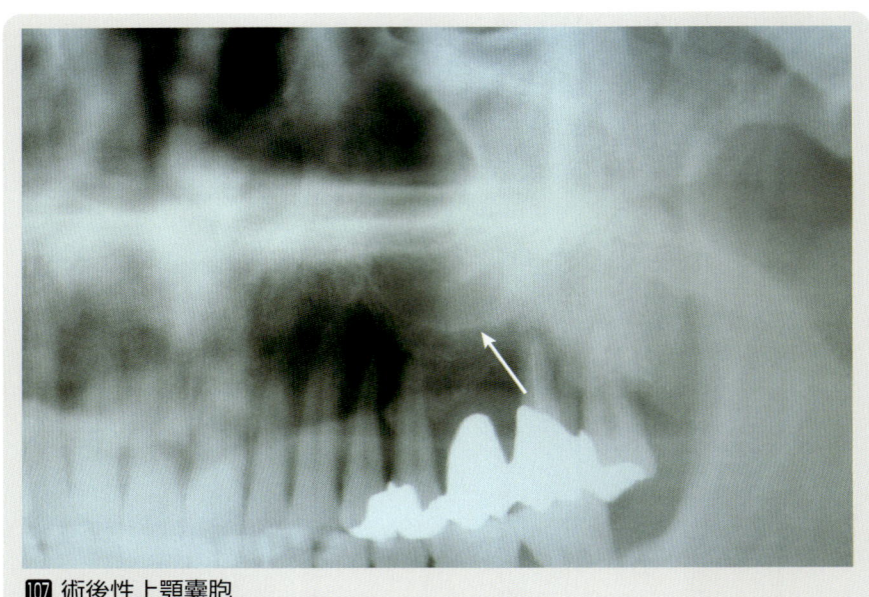

図107 術後性上顎嚢胞
（断層方式のパノラマ撮影法エックス線写真）

稠度の高い内容液がみられる．Waters投影法や断層方式のパノラマ撮影法などのエックス線写真所見では，輪郭がやや不鮮明な陰影欠損像を示すことが多いが（図107），内容液を吸引した時点で76％ウログラフィン®（日本シェーリング）などを注入して，造影エックス線撮影を行うと，嚢胞の大きさや位置が明らかになる．エックス線CT写真ではさらに詳細な情報が得られ，骨の欠損部分なども明瞭に示される．鑑別診断としては，大臼歯部の比較的大きな歯根嚢胞，濾胞性歯嚢胞などがある．また，上顎腫瘍との鑑別が必要なこともあり，骨の圧迫吸収像と破壊像を区別しなければならない．

治療 消炎後に，囊胞を摘出し下鼻道に対孔を設置する上顎洞根治術を行うが，術前の歯の処置が重要である．囊胞に直接した歯で，囊胞の二次的な感染の原因と考えられる感染根管は，根治，根充を行う．また，保存不可能な歯は，少なくとも術前 1 か月に抜歯し，抜歯窩の治癒を待つ．それにより手術時の抜歯窩閉鎖操作が省略でき，また，歯肉頰移行部が浅くなることを防止できる．

貯留嚢胞
retention cyst

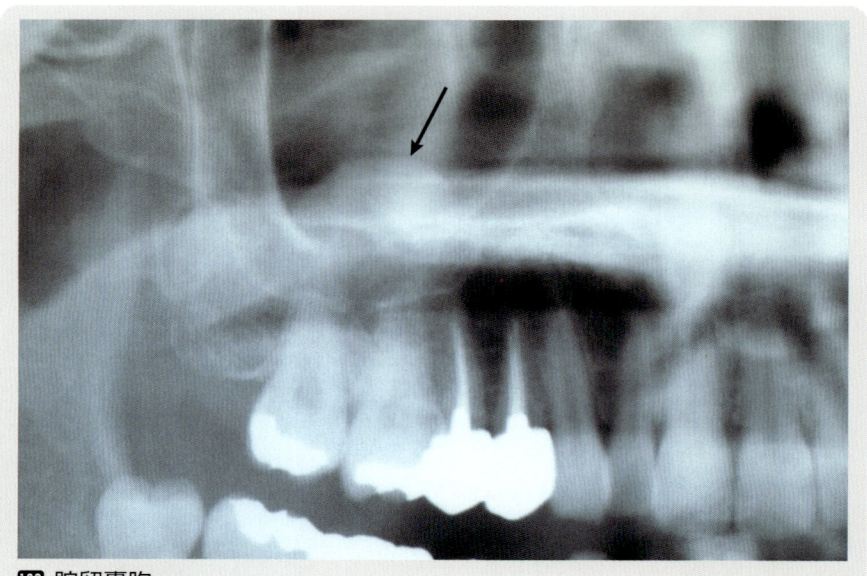

108 貯留嚢胞
（断層方式のパノラマ撮影法エックス線写真）

症状　ほとんどの症例が無症状であり，歯科診療に際しての断層方式のパノラマ撮影法エックス線写真で偶然発見されるが，頻度はそれほど低くはない．自覚症状としては，まれに嚢胞部分の歯の違和感や打診痛を示すことがある．

診断　断層方式のパノラマ撮影法エックス線写真では，大部分が上顎洞底を底面としたドーム状あるいは半球状の半不透過像としてみられ（図 **108**），3～4歯分程度の大きさのことが多い．病理組織学的には，上顎洞粘膜に存在する腺組織からの分泌液の貯

留による囊胞で，内容液の性状により，水様囊胞，漿液囊胞，粘液囊胞などとよばれる．鑑別疾患として，歯性上顎洞炎，術後性上顎囊胞などがあるが，前者は感染源となる歯の存在が指標となり，後者は辺縁がやや硬化したエックス線透過像を示すことが多い．また，上顎洞根治術の既往が確認される．比較的大きな歯根囊胞や濾胞性歯囊胞なども鑑別すべき疾患であるが，これらは境界の明瞭なエックス線透過像を示す．

治療 特別の治療は必要としないが，自覚症状が長期間持続する場合には手術の適応となる．手術では，一般的には囊胞およびその周囲の洞粘膜を除去し，下鼻道に対孔を設置する．

上顎洞癌
carcinoma of maxillary sinus

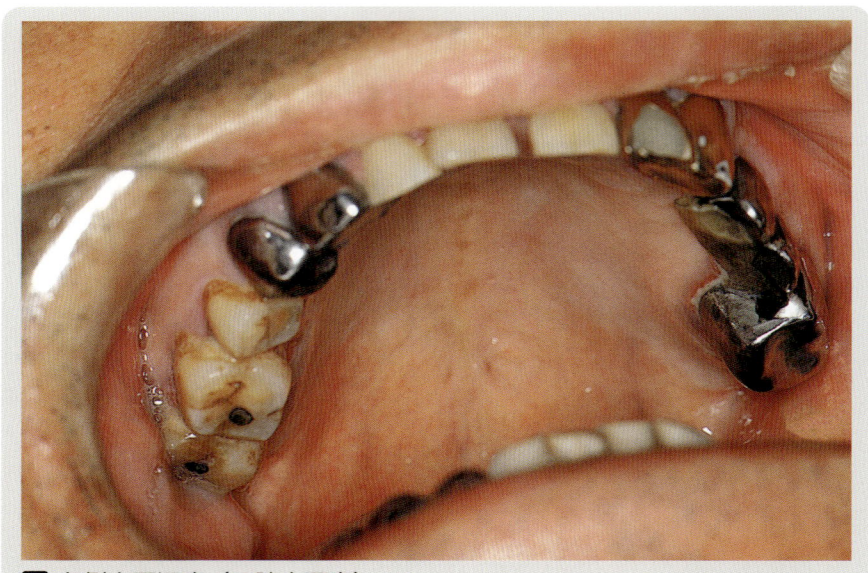

図109 左側上顎洞癌（口腔内写真）

症状 初期はほとんど無症状である．歯科領域を受診する場合は，腫瘍が上顎洞壁を破壊して，歯肉頰移行部や口蓋に腫脹をきたしたり，歯槽骨が吸収され，歯の動揺，歯痛あるいは歯肉腫脹などの症状を呈したときである（図109）．鼻症状としては，鼻閉，鼻漏，鼻出血などがある．歯周疾患の診断で抜歯され，その後の治癒不全や腫瘍の急激な増殖により症状が急転することも比較的多い．

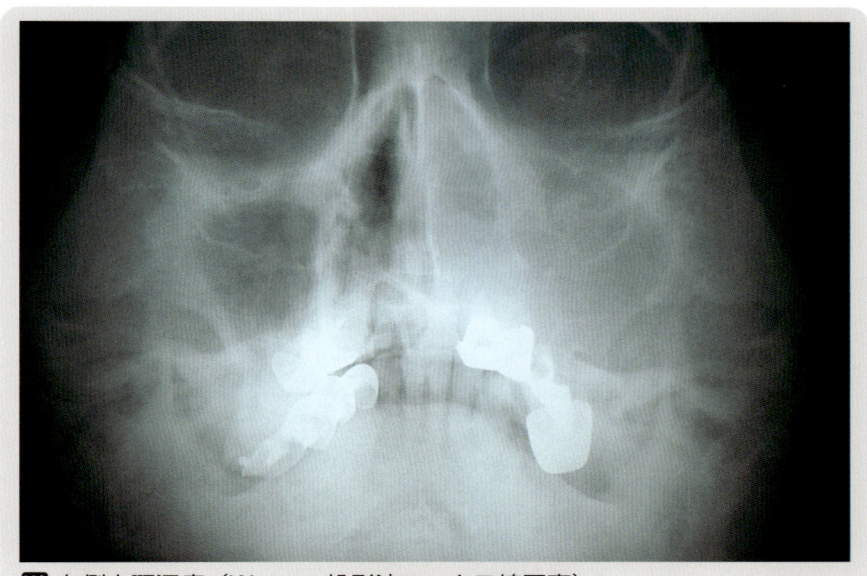

110 左側上顎洞癌（Waters 投影法エックス線写真）

診 断　上顎洞粘膜原発の癌であり，上顎歯肉癌とは区別される．典型的進行例では，断層方式のパノラマ撮影法エックス線写真やWaters 投影法により，上顎の洞底，側壁，あるいは鼻腔側壁などの骨破壊像がみられる（図 **110**）．後頭前頭位撮影法では上顎結節部の骨皮質の輪郭線（MT 線，maxillary tuberclar line）の消失が認められる．エックス線 CT 写真では腫瘍の浸潤範囲や骨破壊の状況が明確に把握される（図 **111**）．断層方式のパノラマ撮影法エックス線写真による歯槽骨の吸収像は，一見すると，歯周病によるものと紛らわしいこともある．骨吸収の範囲，

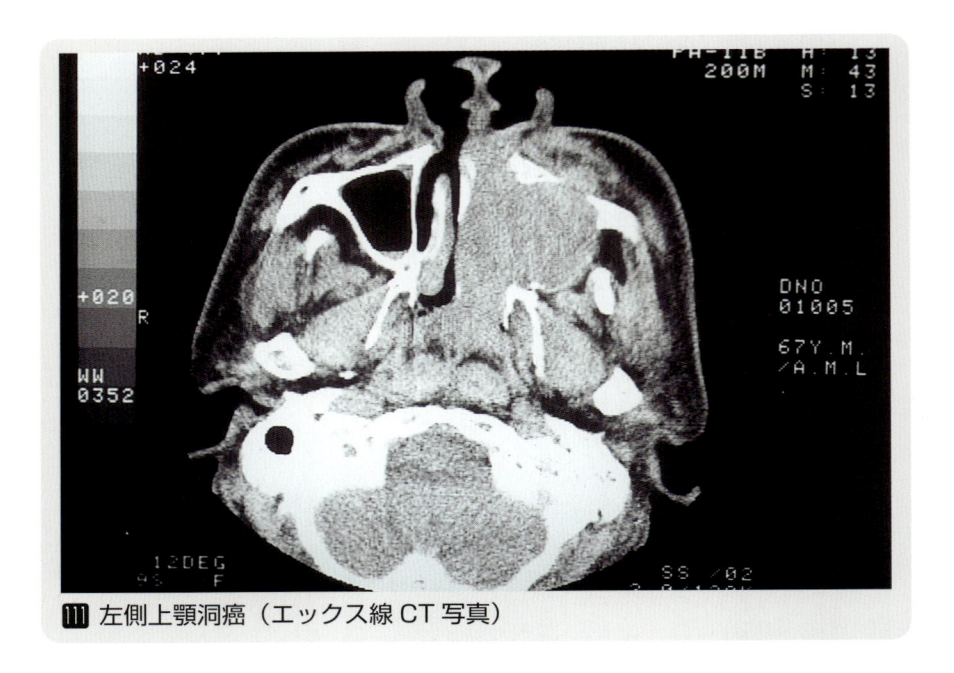

図 111 左側上顎洞癌（エックス線 CT 写真）

骨皮質，骨梁の残存状態を読影する．歯肉の炎症や排膿の有無は診断の一助となる．片側のみの極端な歯の動揺がみられる症例は注意が必要である．鑑別疾患としては，術後性上顎囊胞，歯性上顎洞炎などがある．

<u>治療</u>　制癌剤（フルオロウラシルなど）の浅側頭動脈持続動注，放射線照射および上顎洞開洞（上顎骨部分切除）の，いわゆる三者併用療法が第一選択される．治療後の機能および審美性の回復には顎顔面補綴が重要である．5年生存率は40〜60％である．

12 顎関節症
dysfunction of temporomandibular joint

症 状　顎関節部を中心とした疼痛，関節雑音，開口障害などの下顎運動障害を主症状とした，非感染性の慢性的な疾患を顎関節症という．一般的には，開口痛，咬合痛を主訴として来院する．開口障害が著明で，無痛開口域は 20 mm，最大開口域は 30 mm 程度のことが多い．片側性のときと両側性の場合とがある．開口痛，咬合痛のほかに，顎関節部に圧痛を認め，側方運動，前方運動時にも関節痛がある．また，下顎枝後縁，胸鎖乳突筋部に圧痛を認めることもある．しかし，口腔内外に明らかな炎症症状はみられず，咬合状態の異常も明らかでないことが多い．エックス線写真では，ほとんどの症例が特別の異常所見を示さない．原因については，打撲などの外力，過度の開口，硬固物の咀嚼，不適合充塡物，あるいは補綴物，精神的ストレスによる咀嚼筋群の緊張などがあげられているが，必ずしも明確でないことが多い．

診 断　鑑別診断としては，歯牙疾患の放散痛，慢性硬化性骨髄炎，顎放線菌症などがあげられる．ときには，心因性の疼痛（不定愁訴）が顎関節症様の症状を示すことがある．また，まれには，顎関節部の腫瘍との鑑別が必要なこともある．顎関節部のエックス線撮影では，側斜方向撮影法（シューラー法），眼窩関節法，断層方式のパノラマ撮影法などが有効であるが，顎関節の骨構造に変形がみられる場合や，関節円板の損傷が疑われる症例では，エックス線 CT 撮影，あるいは顎関節造影撮影などを

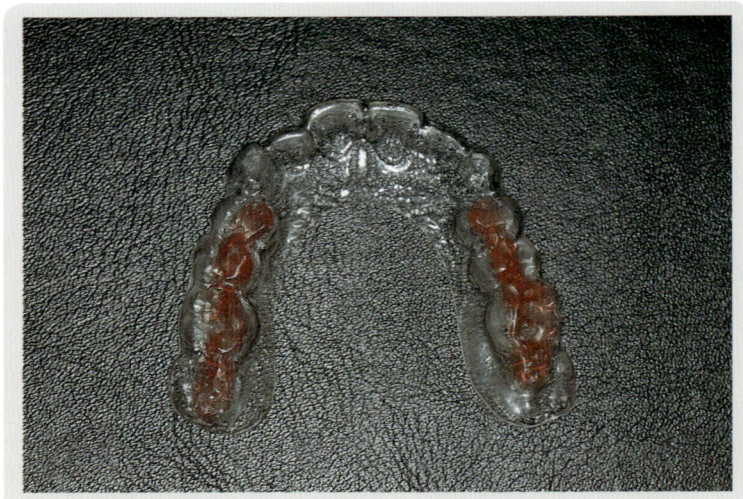

112 咬合挙上板（スタビライゼイション型）

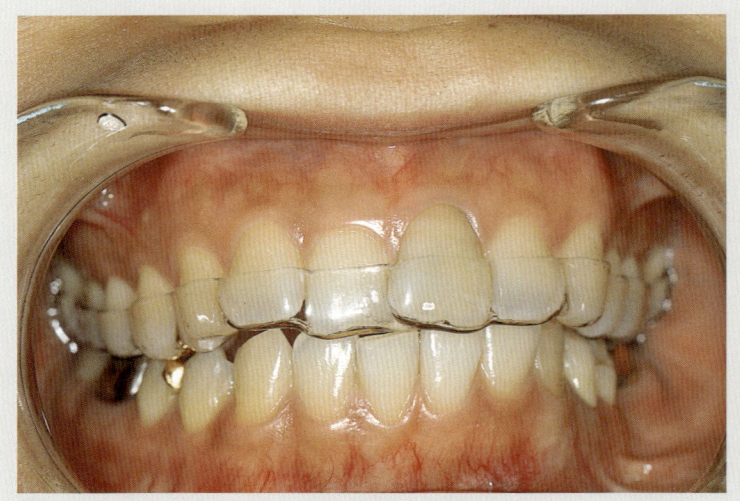

113 スタビライゼイション型咬合挙上板装着

行うとともに，C反応性蛋白質（CRP），リウマチ因子などの検査により，リウマチ性関節炎と鑑別する．

日本顎関節研究会（1986）による顎関節症の分類は，要約すると以下のようである．

Ⅰ型：咀嚼筋をはじめとする頭頸部筋群の病変．
Ⅱ型：顎関節周囲の軟組織の慢性外傷性病変．
Ⅲ型：顎関節円板の障害が主体の病変で，顎関節内症ともいわれる．
Ⅳ型：顎関節の骨構造に変化が生じる．下顎頭，下顎窩に変形がみられる．
　　　変形性関節炎と同様の変化．
実際の症例では，これらの複合型となることが多い．

治療

顎関節症の診断と治療の臨床は，最近，著しく進歩しつつあり，定説的に述べる段階ではないが，保存，補綴的に特別の異常がみられない症例に対して，まず選択される治療について以下に示す．

Ⅰ型あるいはⅡ型の疼痛に対しては，非ステロイド系消炎鎮痛剤〔ジクロフェナクナトリウム，ロキソプロフェンナトリウム（3 tab/day），イブプロフェン（600 mg/day），スリンダク（200 mg/day），ピロキシカム（20 mg/day）など〕を5〜7日間投与する．また，筋緊張性がみられる症例では，中枢性筋弛緩剤〔塩酸エペリゾン（150 mg/day），塩酸チザニジン（3 mg/day）などが有効なこともある．

Ⅲ型に対しては，非ステロイド系消炎鎮痛剤を投与するとともに，咬合を1〜2 mm挙上するスタビライゼイション型の咬合挙上板を，普通は上顎に装着する（図 112，113）．1〜2週間で改善され，1〜3か月程度で治癒する．カクンという顎関

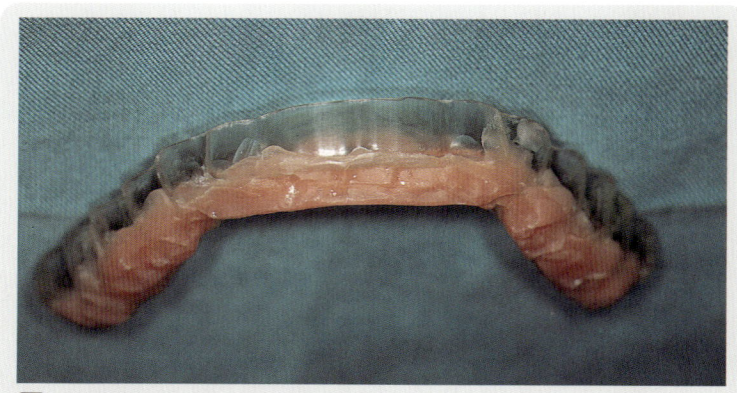

114 咬合挙上板（前方整位型）

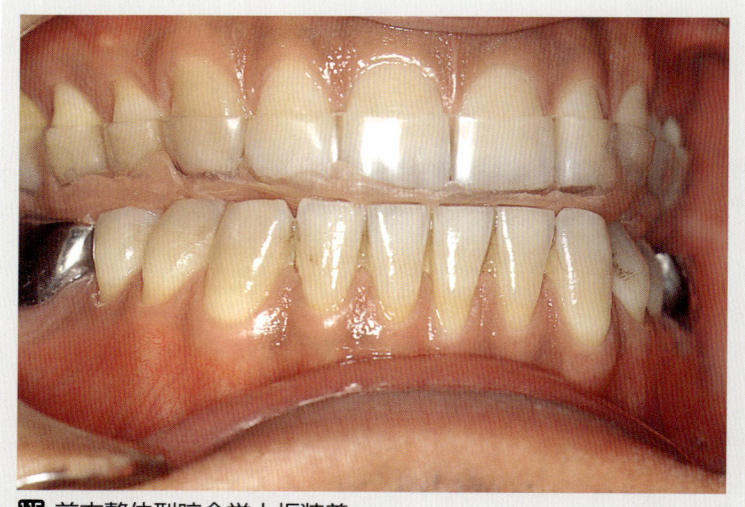

115 前方整位型咬合挙上板装着

　節のクリック音に対しては，下顎前方整位型のシーネを装着する（図 **114**，**115**）．下顎前方整位型シーネの作製は以下のとおりである．

　① 中心咬合位から最大開口位まで開口し，開口途中で往路クリックが発現することを確認する．

② 最大開口から，下顎が前方限界運動路を通り，上下顎の歯が接触するまで閉口する．
③ 上下顎が接触したあと，下顎最前方位から徐々に下顎を後方へ戻してゆき，復路クリックが生じる直前で静止する．
④ ③の位置でのスプリントを作製する．シーネ装着後1～2週で改善傾向がみられ，多くの症例は2～3か月で緩解または治癒する．

13 三叉神経痛
trigeminal neuralgia

症状　三叉神経の分布領域に起こる発作性の疼痛で，まれな疾患ではない．片側性に現れ，三叉神経の第Ⅱ枝あるいは第Ⅲ枝の支配領域にみられることが多いが，両枝ともに発現することもある．電撃様の激しい疼痛が，発作的，間歇的に起こる．咀嚼，洗顔，歯磨きなどが誘因となることが多い．発作は，初期では十数秒で治まるが，次第に発作の頻度が高くなり，継続時間も延長する．発症年齢は40歳以上で，高年齢者ほど多くなり，男女比は2：1で，女性に多くみられる．

診断　真性（突発性）と仮性（症候性）三叉神経痛とに分類される．前者は器質的な変化は認められず，エックス線写真でも特別の異常がなく，原因は不明である．無痛期でも，刺激されると疼痛発作が引き起こされる部位があり，これはパトリック（Patrick）の発痛帯（trigger zone）とよばれ，頭髪，上唇，下唇，舌などであることが多い．また，バレー（Valleix）の圧痛点の所見がみられることもある．これは，三叉神経の各枝が骨孔を出る部位，すなわち，第Ⅰ枝では眼窩上孔部，第Ⅱ枝では眼窩下孔部，第Ⅲ枝ではオトガイ孔部で，これらを皮膚上から圧すると疼痛を訴え，三叉神経痛の診断に重要視される．

　症候性三叉神経痛は，歯髄炎，智歯周囲炎，副鼻腔炎，慢性硬化性下顎骨骨髄炎などが原因で惹起されることがある．また，まれには翼口蓋窩の悪性腫瘍が原因のことがある．

治療 真性三叉神経痛では，カルバマゼピン〔テグレトール®（200〜600 mg/day）：日本チバガイギー〕の投与が有効であり，発症後の経過が長くない場合には治癒も期待できる．本剤は胃腸障害，眠気，再生不良性貧血などの副作用がみられることがあるので，注意が必要である．最小有効量で維持し，長期連用を避ける．

　眼窩下神経やオトガイ神経が骨孔を出た部位でそれらを外科的に捻除する方法もあるが，1年以内で再発することがある．そのほかの治療法としてアルコールブロック術がある．これは，エックス線テレビで，透視下に，卵円孔を介して，半月神経節（三叉神経節）に針を進め，70〜100％アルコール（0.2〜0.5 ml）を注入する方法であり，少なくとも，2〜3年の効果が期待できる．また，上小脳動脈からの分枝血管や脳硬膜による三叉神経の圧迫を除去する手術が有効な症例もある．

　症候性三叉神経痛は，原因除去で治癒する．

14 顔面神経麻痺
facial palsy

症状 片側性に現れる顔面神経の麻痺で，中枢性のものと末梢性のものがあるが，後者がはるかに多い．眼裂閉鎖不全（ベル麻痺：眼裂を閉鎖しようとすると眼球が上転し，白色の鞏膜がみえる），口角下垂，口笛不能，鼻唇溝消失，前額部のしわの消失などの症状を呈する（図116）．原因は，中枢性では脳出血や脳

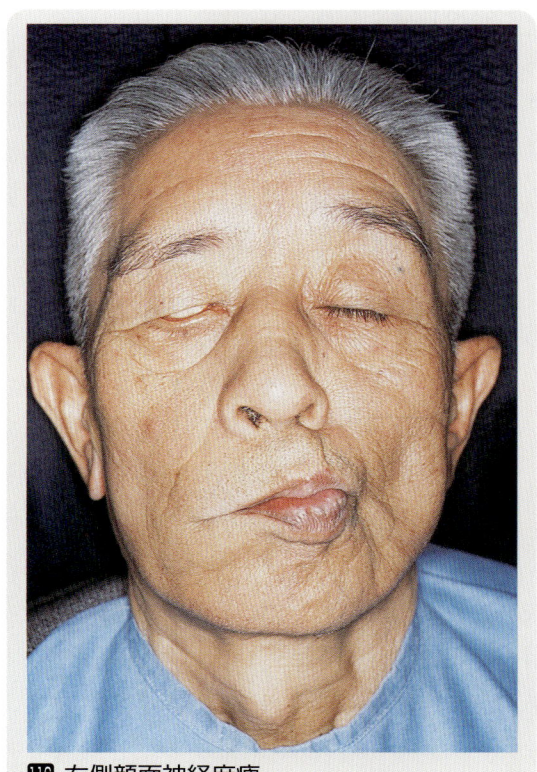

116 右側顔面神経麻痺

腫瘍が多い．末梢性では手術や外傷によるもの，あるいは耳下腺の腫瘍や炎症によるもの，また，寒冷による麻痺などがあるが，突発性で，原因がはっきりしないことが多い．

診断　特徴的な症状から診断は容易である．しかし，中枢性か末梢性かを鑑別することは臨床上重要である．中枢性では，とくに，前額部は両側の大脳皮質に支配されているため前額筋麻痺が起こらず，前額にしわを寄せることができる．一方，末梢性では，神経伝導の中断が顔面神経管内で起こると，その位置に対応して表情筋の麻痺のほかに，味覚障害，唾液分泌障害，聴覚障害，涙の分泌障害などが起こる．

　鑑別疾患として，ハント症候群〔Hunt's syndrome あるいはラムゼー・ハント症候群（Ramsay Hunt's syndrome）〕がある．これは，水痘―帯状疱疹ウイルス（varicella-zoster virus）による感染症で，外耳道，耳介に疱疹を生じ，顔面神経麻痺，耳鳴り，難聴，めまいなどを伴う．

治療　末梢性の麻痺で，発症後1週間以内であればステロイドが奏効することが多い．プレドニゾロン〔プレドニン®（30 mg/day）：塩野義，など〕を投与し，5～7日で改善されるので，その後，漸減する．具体的には，まず夜間投与を5 mg 減量し，その後も1日5 mg ずつ減量し，最後は朝のみの投与とし，投与後2週間以内でステロイドを終了する．ステロイドは感染増悪，糖尿病，過血糖，消化器潰瘍，血栓などの重篤な副作用のほか，満月様顔貌，白血球増多，多尿など多くの副作用があり，十分注意しなければならないが，プレドニゾロン（30 mg/day 以下），1～2週間程度の投与期間であれば副作用の発現頻度はきわめて低く，重篤な副作用もまず起きない．また，

最近は抗ヘルペス薬（アシクロビル）とステロイドの併用により良好な結果が得られたとの報告もみられる．1か月以上経過した症例では，ステロイドの効果はあまり期待できないので，混合ビタミンB群剤〔ノイロビタン®（1〜3 tab/day）：藤沢，など〕，アデノシン三リン酸二ナトリウム〔アデホス®（40〜60 mg/day）：興和，など〕，シチコリン〔ニコリン®（100〜500 mg）：武田〕静注，あるいはカリジノゲラーゼ〔カリクレイン®（3〜6 tab/day）：バイエル〕などが投与される．また，理学療法として，マッサージ，低周波治療などを行う．

15 帯状疱疹
herpes zoster

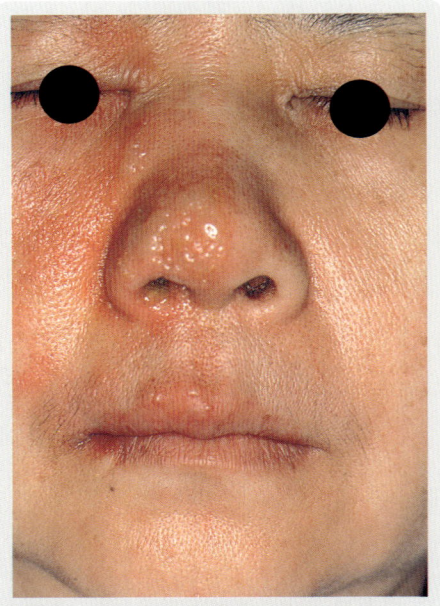

117 帯状疱疹（三叉神経第Ⅱ枝）

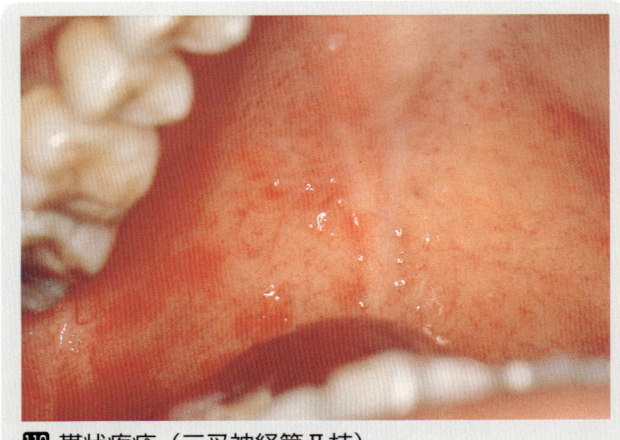

118 帯状疱疹（三叉神経第Ⅱ枝）

症 状 水痘—帯状疱疹ウイルス（varicella-zoster virus）の感染による疾患で，初感染は水痘で再発が帯状疱疹と考えられている．特定の神経の支配領域に一致して帯状に小水疱が群発するが，疼痛が先行することもある．胸神経支配域が最も多いが，口腔領域や腰仙部にも生ずる．口腔領域では三叉神経支配域に好発し，神経分布域の皮膚，粘膜に紅潮，浮腫を伴う小水疱が群生し，急速に拡大する（図 117，118）．水疱は，まもなく破壊し，びらんまたは潰瘍を形成する．激しい疼痛を伴うことが多い．

診 断 三叉神経の走行に沿った，小水疱の群発は定型的であるので臨床診断は比較的容易である．確定診断は水痘—帯状疱疹ウイルス DNA の検出あるいは補体結合抗体価の測定による．

　顔面神経の膝神経節が水痘—帯状疱疹ウイルスに侵されたものはハント症候群〔Hunt's syndrome あるいはラムゼー・ハント症候群（Ramsay Hunt's syndrome）〕といい，外耳道，耳介に疱疹を生じ，顔面神経麻痺，耳鳴り，難聴，めまいなどの内耳障害が認められる．

治 療 ビダラビン軟膏，クリーム（アラセナー A®：持田），アシクロビル軟膏（ゾビラックス®軟膏：グラクソ・スミスクライン，住友）などを塗布する．内服薬としてはアシクロビル（ゾビラックス®：グラクソ・スミスクライン，住友）塩酸バラシクロビル（バルトレックス®：グラクソ・スミスクライン）などの抗ヘルペス薬があるが，腎障害をはじめとした諸副作用に注意する必要がある．またビタミン B_{12} 製剤（メコバラミン）なども併用される．疼痛に対しては一般的な消炎鎮痛剤の内服薬が処方されるが，ときに後遺される帯状疱疹後神経痛は制御に苦慮することがある．帯状疱疹が重症化する場合は，アシクロビル（ゾビラックス®：グラクソ・スミスクライン，住友）の点滴静注などの入院治療が必要である．

参考図書・文献

1) 歯科医学大事典．第1版，医歯薬出版，東京，1993
2) 伊藤秀夫，塩田重利ほか編：口腔病変診断アトラス．第1版，医歯薬出版，東京，1980
3) 石川悟朗，秋吉正豊：口腔病理学Ⅱ．第1版，永末書店，京都，1969
4) 下里常弘，藍　稔ほか監修：口腔診断学．第1版，デンタルダイヤモンド，東京，1992
5) 清水正嗣，石川悟朗監修：臨床口腔診断学．第1版，国際医書出版，東京，1994
6) 藤田恒太郎：人体解剖学．第12版，南江堂，東京，1964
7) 松本光吉，Lou Hung Sai 編集：歯科用レーザーの臨床，歯界展望別冊．医歯薬出版，東京，1994
8) 寳田　博：顎口腔の小外科．第1版，医歯薬出版，東京，1994
9) 高北義彦，大曽根　洋編：全身疾患を有する患者の対処法，日本歯科評論別冊．日本歯科評論社，東京，1996
10) 堀越　勝，草間幹夫ほか：下顎歯肉扁平上皮癌の臨床的研究Ⅰ，原発巣の臨床的観察．日口外誌 35：455-461，1989
11) 堀越　勝，力丸浩一ほか：凍結外科が奏効した口腔乳頭腫症の2例．日口外誌 27：613-618，1981
12) 堀越　勝，力丸浩一ほか：凍結外科の口腔外科領域への応用．日口外誌 25：1048-1058，1979
13) 月星光博：自家歯牙移植シリーズ1，自家歯牙移植の科学と臨床．ザ・クインテッセンス 11：47-75，1992
14) 浮舟宣武：新しい試み-歯牙再植療法の可能性．Dental Diamond 17：16-17，1992
15) 西嶋　寛，西嶋克巳：歯の再植術と移植術について．日口腔インプラント誌 9：131-144，1996
16) 高橋庄二郎，園山　昇ほか編：小歯科カラーアトラス　口腔外科学（上），第1版，学建書院，東京，1987
17) 高橋庄二郎，園山　昇ほか編：小歯科カラーアトラス　口腔外科学（下），第1版，学建書院，東京，1988
18) 新藤潤一編：ハンディ口腔外科学，第1版，学建書院，東京，1995
19) 山根伸夫：口腔外科領域の感染症，日常診療のガイドライン．三共（株），1994
20) 日本TNM分類委員会訳：TNM悪性腫瘍の分類（UICC）第6版，金原出版，東京，2003

索　引

あ

悪性貧血　53
アスコルビン酸　53
アスペルギルス症（上顎洞）　195
アズレンスルホン酸ナトリウム〈一覧〉　45
圧迫吸収像　97
アナフィラキシー　150, 154, 167, 172
アフタ　→再発性アフタ
アルコールブロック術　212

い

異角化　66, 99, 128, 129
石川分類
　, エプーリス　96
　, エナメル上皮腫　187
一般血液検査　155
院内感染予防対策〈一覧〉　63

う・え

ウイルス性疾患（口腔領域）〈一覧〉　27
エックス線CT　174, 198
エトレチナート　69, 100, 91
エナメル器　180
エナメル上皮腫　186, 187, 191
エプーリス　96
塩基性非ステロイド系消炎鎮痛剤〈一覧〉　98
嚥下困難　54, 153
嚥下障害　54, 166, 176
炎症性角化病変　127

お

黄色ブドウ球菌　91
オキサセフェム系抗生物質　169
オーシャンバインチゼル　143
オトガイ下リンパ節　12
オトガイ棘　8
オトガイ結節　8
オトガイ孔　8, 211
オトガイ神経　15
オトガイ神経麻痺　168, 190
オトガイ舌骨筋　20
オトガイ帽　179
オトガイ隆起　8
温熱療法　73

か

外頸動脈　10
開咬　175, 176
開口障害　120, 121, 152, 168, 171, 174, 176, 205
開口練習　179
外骨症　116, 142
外歯瘻　93
開窓術
　, エナメル上皮腫の――　187
　, ガマ腫の――　159
　, 濾胞性歯囊胞の――　183
外側翼突筋　18
海綿状血管腫　65
過角化　99, 129
下顎窩　10
下顎管　9
下顎頸　9
下顎孔　8, 9
下顎骨　8
下顎骨外側骨皮質除去手術　169
下顎骨骨炎　165
下顎骨骨折　176
下顎枝　9
下顎神経　14
下顎切痕　9
下顎前方整位型のシーネ　208
下顎頭　9
下顎隆起　116
化学療法　73
化学療法剤　91, 154, 164, 169, 196
過換気症候群〈一覧〉　150
角化亢進　127
顎下三角　12, 19, 22
顎下腺炎　156
顎下腺管　22
顎下腺唾石症　156
顎下リンパ節　12, 121, 163, 165
顎間固定　178, 179
顎関節　10
顎関節症　168, 205
　――の分類　207
顎顔面補綴　204
顎骨中心性粘液腫　182
顎骨やその他の骨に異常を示す疾患〈一覧〉

219

191

顎舌骨筋　20
顎舌骨筋線　8
顎舌骨筋神経溝　8
喀痰培養　71, 135
顎動脈　11
顎二腹筋　19
顎二腹筋窩　8
顎放線菌症　121, 170, 205
化骨性線維腫　117, 191
臥床伸展ベット　174
下歯槽神経　15
下歯槽動脈　11
下唇腺　35
ガス産生性蜂窩織炎　153
ガッセル神経節　14
ガマ腫　158
ガムテスト　55
ガラス板法　85, 135
カルシウム拮抗薬　80
　――による歯肉増殖症　80
カルバマゼピン　212
カルベペネム系抗生物質　169
眼窩下孔　6, 211
眼窩下神経　6
眼窩動脈　6
眼窩関節法　177, 205
眼球上転障害　174
眼球突出　189
癌恐怖症　42
観血的整復　175, 179
含歯性嚢胞　180
カンジダ症　100, 130
カンジダ性口内炎　45, 68
眼神経　14
関節円板　10
関節腔　10
関節雑音　205
関節突起　9
感染症（歯科治療において注意すべき）
　〈一覧〉　135
完全脱臼（歯の）　112
含嗽剤　42
　――〈一覧〉　45
乾燥性角結膜炎　54
顔面筋　17
顔面静脈　13
顔面神経　16
顔面神経管　214

顔面神経麻痺　213
顔面動脈　11

き

起炎菌　91, 141, 154, 155
　――〈一覧〉　92
気管支痙攣〈一覧〉　150
義歯性線維腫　86
義歯性線維症　86
基底細胞母斑症候群　38, 182
機能的顎骨再建　105
キノロン系化学療法剤〈一覧〉　95
臼歯腺　21
救急セット〈一覧〉　150
キュットナー（Küttner）の principal node
　13
頬　1
頬骨　6
　――弓　6, 18
　――骨折　174
　――上顎縫合　174
　――前頭縫合　174
胸骨甲状筋　20
胸骨舌骨筋　20
胸鎖乳突筋　19
狭心症〈一覧〉　150
頬腺　21
胸部エックス線撮影　71, 135
棘孔　14
巨細胞性エプーリス　97
巨赤芽球　53
巨赤芽球性貧血　53
巨大舌　46
去痰剤　55
キルシナー鋼線　175, 179
菌塊　172
菌交代現象　49
金属プレート　114, 178, 179
筋突起　9

く

区域切除　188, 191
掘削性潰瘍　70, 85
クリック音　208
クロストリジウム性　154

け

頸静脈孔　17
頸動脈三角　20

頸部郭清術　73, 105
茎突下顎靱帯　10
茎突舌骨筋　20
茎乳突孔　16
頸部リンパ節　12
外科的治療（舌癌の）　73
血液疾患，出血性素因〈一覧〉　74
結核菌　70
結核性潰瘍　135
結核性リンパ節炎　71
血管腫　133
　　，口唇の――　36
　　，舌の――　64
血管腫性エプーリス　97
血管造影撮影　65
月経性アフタ　41
血色素量　52
結節性紅斑　29, 41, 83
血清鉄　52
血友病　74, 107
健胃剤　92, 121, 141, 154, 164, 196
嫌気性菌　91, 92, 164, 169
嫌気培養　155, 164, 167
肩甲舌骨筋　20
原始性嚢胞　124, 180
懸吊固定　175

こ

降圧剤　79
紅暈　28, 40, 82
構音障害　58, 110, 166
口蓋　4
口蓋骨　7
口蓋垂　4
口蓋舌弓　1
口蓋腺　21
口蓋膿瘍　140
口蓋隆起　142
硬口蓋　4
口角　1
口角炎　52
口角亀裂　54
口角口唇炎　26
抗核抗体　54
口角びらん　26
抗凝固剤　107
咬筋　18
抗菌剤
　　――〈一覧〉　95

抗菌剤灌流装置　169
咬筋粗面　9
口腔　1
口腔癌　72
　　――の部位別発生頻度〈一覧〉　105
口腔乾燥症　54
口腔外科的疾患（日常歯科診療において
　　とくに頻度の高い）〈一覧〉　47
口腔外科の手術・療法〈一覧〉　108
口腔結核　70, 85
口腔用軟膏および貼付薬〈一覧〉　43
広頸筋　18
硬結　71
抗結核剤　71
後耳介動脈　11
後上歯槽動脈　11
溝状舌　46
甲状舌骨筋　20
口唇　1
抗真菌剤　27, 43, 49
口唇腺　21
口唇ヘルペス　24
抗生物質含有のステロイド軟膏
　　　　　　　　　25, 27, 31, 128
鉤切痕　7
口底　4
口底炎　152
口底蜂窩織炎　121, 152, 154, 165
抗てんかん剤　79
抗ヘルペス薬　25, 215, 217
後頭前頭位撮影法　174, 177, 195
後頭動脈　11
呼吸困難　153
コクサッキーウイルス〈一覧〉　27
黒毛舌　48
鼓索神経　15
骨吸収像　104
骨形成性エプーリス　97
骨シンチグラフィー　168, 190
骨折用ブラケット　178
骨粗鬆症　176
骨破壊像　203
骨膨隆　122, 180, 185, 186
コレステリン結晶　122, 181
混合感染　91, 168
混合歯列　5
混合腺　21

索引　221

さ

サージカルブラケット　178
再生不良性貧血　107, 212
再発性アフタ
　，口唇の――　28
　，歯肉の――　82
　，舌の――　40
錯角化　99
鎖骨下静脈　13
鎖骨上窩リンパ節　13
鎖骨頭蓋異骨症〈一覧〉　191
座薬　155
皿状化　169
三叉神経　4, 211
　――の第Ⅰ枝　14
　――の第Ⅱ枝　14
　――の第Ⅲ枝　14
三叉神経節　14, 212
三叉神経痛　168, 211
三者併用療法　204
酸性非ステロイド系消炎鎮痛剤〈一覧〉　98
三内式線副子　111, 114, 174, 178

し

シェーグレン症候群　27, 42, 53, 54
歯牙腫　184
耳下腺　21
耳下腺管　21
耳下腺造影撮影　55
耳下腺乳頭　1, 22, 131
歯科用金属アレルギー　128
歯原性角化嚢胞　182
歯原性腫瘍　187
　――の分類（WHO）〈一覧〉　188
歯原性嚢胞の分類〈一覧〉　192
自己免疫疾患　54
歯根端切除術　124
歯根嚢胞　122
糸状乳頭　1, 49
茸状乳頭　1
歯性上顎洞炎　164, 194, 201
歯槽骨炎　79
歯槽骨骨折　112
歯槽堤形成術　87
歯槽突起　7
膝神経節　16, 217
歯堤　5
歯肉炎　78

歯肉癌　102
歯肉出血　78, 96, 106
歯肉膿瘍　90
シーネ　98, 101, 107, 117, 143
脂肪腫　133
シャーマーテスト　55
集合性歯牙腫　185
出血性素因〈一覧〉　74
出血斑　106
術後性上顎嚢胞　99, 162, 164, 197, 201
シューラー法　177, 205
漿液腺　21
消炎酵素剤　92, 141, 154, 196
消炎鎮痛剤〈一覧〉　98
上顎間縫合　5
上顎結節　6
上顎骨　5, 173
上顎骨骨炎　162
上顎骨骨折　173
上顎歯肉癌　202
上神経　6, 14
上顎洞　194
上顎洞アスペルギルス症　195
上顎洞開洞　204
上顎洞癌　202
上顎洞根治術　196, 198
上顎洞真菌症　195
上顎洞裂孔　6
消化性潰瘍剤　92, 121, 141, 154, 164, 196
上眼窩裂　14
上行咽頭動脈　11
症候群〈一覧〉　38
上甲状腺動脈　11
症候性三叉神経痛　211
上歯槽神経　14
上小脳動脈　212
上唇結節　1
常染色体異常　182
小唾液腺　21
上内深頸リンパ節　13
娘嚢胞　182, 183
静脈瘤　56
褥瘡性潰瘍
　，頬粘膜の――　134
　，歯肉の――　84
歯瘻　93
真菌症　26
神経鞘腫　133
神経線維腫　63

深頸リンパ節　13
進行性片側顔面萎縮症〈一覧〉　191
人工唾液　55
唇交連　1, 21, 37
浸潤麻酔刺入部の歯肉潰瘍　88
真性三叉神経痛　212
シンチグラム　190
人中　1

す

水痘—帯状疱疹ウイルス　25, 214, 217
水疱　24, 127, 217
水様囊胞　195, 200
スタビライゼイション型の咬合挙上板
　　　　　　　　　　　　　　　207
ステロイド噴霧剤　33
スプーン状爪　52

せ

正円孔　14
制癌剤　204
正中口蓋縫合　5, 7
正中菱形舌炎　50
整復模型　179
赤唇　1
舌　1
舌咽神経　17
舌下小丘　22, 158
舌下神経　17
舌下神経管　17
舌下ヒダ　4, 22, 158
舌癌　72
舌強直症　58
舌結核　70
赤血球数　52
舌骨下筋　19
舌骨上筋　19
舌根　1
切歯管　7
切歯孔　7
舌小帯　4
舌小帯伸展術　59
舌小帯短縮症　58
舌神経　15
舌腺　21
舌痛症　42
舌動脈　11
舌乳頭萎縮　53, 54
舌扁桃　4

舌盲孔　1
セフェム系抗生物質
　　　　　　　　91, 121, 154, 164, 196
線維腫性エプーリス　97
線維性エプーリス　97
線維性骨異形成症　189, 191
線維性ポリープ
　　, 頰粘膜の——　132
　　, 口蓋の——　144
　　, 舌の——　62
前額筋麻痺　214
腺癌　141
前癌状態　68
前癌病変　68, 99, 129
前頸筋　19
前頸部リンパ節　12
前上歯槽動脈　11
全身的不快症状とその一次対応〈一覧〉
　　　　　　　　　　　　　　　150
前舌腺　21
栓塞子　183
浅側頭動脈　11
　　——持続動注　204
前頭上顎縫合　174
前頭鼻骨縫合　174
前方整位型咬合挙上板　208
前房蓄膿性ブドウ膜炎　29, 41, 83
腺様囊胞癌　149

そ

造影エックス線撮影　157, 198
総頸動脈　11
双指診　157
側頸筋　19
側頸リンパ節　12
即時再建　188
側斜方向撮影法　177, 205
側頭窩　6, 18
側頭下窩　163
側頭筋　18
咀嚼筋　18

た

大球性貧血　53
大口蓋孔　7
大口蓋動脈　88
第Ⅴ脳神経　14
第Ⅶ脳神経　16
第Ⅸ脳神経　17

第XI脳神経　17
第XII脳神経　17
第三世代セフェム系抗生物質　169
代謝障害　77
帯状疱疹　216
　　——後神経痛　217
代生歯　5
大唾液腺　20
大理石骨病　176
　　——〈一覧〉　191
唾液腺　21
多形性腺腫　113, 141, 148
多骨性線維性骨異形成症　190
唾石症　156
唾石摘出術　157
唾仙痛　156
脱臼（歯の）　112
縦骨折　173
多発性関節炎　54
多発性筋炎　54
多発性骨嚢胞　182
多発性のポリープ　32
単骨性線維性骨異形成症　190
単純性血管腫　65
単純ヘルペスウイルス　24
断層方式のパノラマ撮影法　177, 195

　　　　ち

智歯周囲炎　120
地図状舌　44
チタン製ミニプレート　175
中咽頭　1
中隔後鼻動静脈　7
中甲状腺静脈　13
中枢性筋弛緩剤　207
蝶下顎靱帯　8, 10
腸管のポリポージス　33
腸骨移植　175, 188
貯留嚢胞
　，上顎洞の——　200
　，口唇の——　34

　　　　つ・て

ツベルクリン反応　71, 135
低色素性小球性貧血　53
低周波治療　215
鉄欠乏性貧血　26, 52
鉄剤　53
テトラサイクリン軟膏

　　　　　　25, 27, 29, 31, 41, 83
点状小窩　183

　　　　と

套管針　179
凍結外科　37, 65, 69, 131, 137
　　——手術装置　37, 65
糖尿病　152
特発性血小板減少症　74, 107
ドライソケット　118
トリアムシノロンアセトニド貼付薬
　　　　　　29, 33, 41, 83, 128
トリアムシノロンアセトニド軟膏
　　　　　　25, 29, 31, 41, 83
ドレイン　91, 155

　　　　な・に

ナイアシン　27
内頸動脈　11
内歯瘻　93
内側翼突筋　18
軟口蓋　4
肉芽腫性エプーリス　97
二重舌　152
乳酸菌製剤　92, 121, 141, 154, 164, 196
乳歯胚　5
乳頭腫　146
乳頭腫症　136
妊娠性エプーリス　97
妊娠性歯肉炎　79

　　　　ね・の

粘液腺　21
粘液嚢胞
　，口唇の——　34
　，上顎洞の——　201
　，舌下面の——　56
捻髪音　153
脳硬膜　212
脳硬膜石灰化　183
脳貧血〈一覧〉　150
膿瘍　90, 140, 155, 162, 165
膿瘍切開　91, 141, 155, 164, 167

　　　　は

梅毒　135
梅毒凝集反応　85, 135
バクテロイデス　91
白板症

, 頬粘膜の―― *129*
　　, 歯肉の―― *99*
　　, 舌の―― *66*
剥離性口唇炎　*30*
白血球増多　*164, 166*
白血病　*106*
発痛帯　*211*
波動　*90, 140, 158, 181, 186, 197*
パトリックの発痛帯　*211*
歯
　　――の再植術および移植術〈一覧〉　*115*
　　――の脱臼　*112*
　　――の破折　*110*
　　――の発生　*5*
　　――の不完全脱臼　*112*
　　――の萌出　*5*
パピローマウイルス　*136*
バルカン固定　*111*
パルーリス　*90*
バレーの圧痛点　*211*
半月神経節　*14, 212*
板状硬結　*171*
ハント症候群　*217*
半導体レーザー　*33, 77, 128*

ひ

ピオクタニンブルー　*159*
皮下頸筋　*18*
非クロストリジウム性　*154*
鼻口蓋管嚢胞　*123*
鼻口蓋神経　*7*
肥厚性カンジダ症　*130*
非歯原性良性腫瘍および類似疾患〈一覧〉
　　　　　　　　　　　　　138
皮脂腺　*126*
鼻出血　*202*
鼻唇溝　*214*
非ステロイド系消炎鎮痛剤
　　　　　　　91, 121, 154, 164
鼻切痕　*6*
ビタミンA　*30*
ビタミンB複合体　*26, 30*
ビタミンB_{12}欠乏　*42, 53*
ビタミン欠乏症状　*26, 30*
　　, 口腔領域の――〈一覧〉　*31*
非定形顔面痛　*168*
ヒトサイトメガロウイルス　*25*
皮内反応試験　*154, 167*
皮膚移植　*69, 131*

鼻閉　*189*
表情筋　*17*
病的骨折　*176*

ふ

フェニトイン　*81*
　　――歯肉増殖症　*81*
フォーダイス斑　*126*
不完全脱臼（歯の）　*112*
複雑性歯牙腫　*185*
複視　*174*
副腎機能低下　*77*
副神経　*17*
副神経リンパ節　*14*
不定愁訴　*205*
ブランディン-ヌーン（腺）嚢胞　*56*
プルマービンソン症候群　*52*
プレドニゾロン　*214*
分界溝　*1*

へ

平滑舌　*52, 54*
平均赤血球血色素濃度（MCHC）　*53*
平均赤血球血色素量（MCH）　*52*
平均赤血球容積（MCV）　*52*
ベーチェット病　*29, 41, 83*
ベイヨネラ　*91*
ペニシリン系抗生物質
　　　91, 121, 154, 164, 169, 172, 196
ペプトコッカス　*91*
ペプトストレプトコッカス　*91*
ヘマトクリット　*52*
ベル麻痺　*213*
辺縁切除　*187*
ベンジルペニシリンカリウム　*172*
偏頭痛　*194*
扁桃周囲炎　*121*
扁平苔癬　*68, 100, 129*
　　, 頬粘膜の――　*127*

ほ

ポイツイエーガース症候群　*32*
蜂窩織炎　→口底蜂窩織炎
放射線照射　*204*
放射線治療　*73*
放線菌　*171*
保護床（シーネ）　*98, 101, 107, 117, 143*
母斑性基底細胞上皮腫　*183*
ポリープ　*62, 132, 144*

ま

マイナートランキライザー　43, 128
マクロライド系抗生物質　119, 121
　——〈一覧〉　95
満月様顔貌　214
慢性硬化性骨髄炎　121, 168, 191, 205

み・む・め・も

ミキサー食　178
ミニプレート　175
無菌性濾胞性歯嚢胞　124
娘嚢胞　→じょうのうほう
メラニン色素　33
メラニン色素沈着（歯肉）　76
免疫療法　73
毛舌　48

ゆ・よ

有郭乳頭　4, 51
ユーバクテリウム　91
葉酸　53
葉状乳頭　4
羊皮紙様感　122, 181, 186
翼口蓋窩　163, 174, 211
翼状突起　7, 8
翼突筋粗面　9, 18

ら

翼突鈎　7

ラムゼー・ハント症候群　217
ラヌーラ　158
卵円孔　14, 212

り

リウマチ因子　29, 41, 54, 207
梨状口　6, 174
リンコマイシン系抗生物質〈一覧〉　95
リン酸カルシウム　156
リンパ管腫　51, 63, 133

る・れ

類（表）皮嚢胞　159
ルートプレーニング　79
ルフォー（Le-Fort）の分類　174
レーザー照射　77, 131

ろ・わ

瘻管　93
瘻孔　93
肋骨分岐　182
濾胞性歯嚢胞　180
ワッセルマン反応　85, 135
ワルトン管　156

A

abscess of palate　140
accessory nerve　17
Actinomyces　171
actinomycosis of jaw　170
Addison 病　77
AIDS〈一覧〉　38, 135
Albers-Schönberg 病〈一覧〉　191
Albright 症候群　190
ameloblastoma　186
angular cheilitis　26
ankylosis of tongue　58
aphtha　→ recurrent aphta
α溶血性レンサ球菌　91

B

Bacteroides　91
Behçet 病　29, 41, 83

black hairy tongue　48
Blandin-Nuhn 腺　21
Blandin-Nuhn（腺）嚢胞　56
branchless fruits-laden tree pattern　55
B 型肝炎ウイルス〈一覧〉　57, 135
β溶血性レンサ球菌　91

C

Candida albicans　68
carcinoma　72, 102, 202
cheilitis exfoliativa　30
chin cap　179
chronic sclerosing osteomyelitis　168
clostridium　154
CO_2 レーザー　33, 69, 101, 128, 137
complex odontoma　185
compound odontoma　185
Cornelia de Lange 症候群〈一覧〉　38
Corynebacterium〈一覧〉　92

Crouzon 病〈一覧〉　191
CRP　155, 164, 166, 207
cryosurgery　37, 65, 131
C 型肝炎ウイルス〈一覧〉　135

D

daughter cyst　182
decubital ulcer　84, 134
dental fistula　93
dentigerous cyst　180
denture fibroma　86
Down 症候群〈一覧〉　38
Druse　172
dry socket　118
dysfunction of temporomandibular joint　205

E

Epstein-Barr（EB）ウイルス　25
epulis　96
Er：YAG レーザー　33, 69, 101, 131, 137
Eubacterium　91
exostosis　116, 142

F

facial nerve　16
facial palsy　213
fibroid polyp　62, 132, 144
fibrous dysplasia of bone　189
fissured tongue　46
follicular cyst　180
Fordyce 斑　126

G

Gardner 症候群〈一覧〉　38
geographic tongue　44
gingival abscess　90
gingivitis　78
glossodynia　42
glossopharyngeal nerve　17

H

hairy tongue　48
hamular notch　7
hamulus pterygoideus　7
Hb　52
HBV 関連抗原・抗体〈一覧〉　57
hemangioma　36, 64
herpes labialis　24
Ht　52

Hunter 舌炎　42, 53
Hunt 症候群　214, 217
hypoglossal nerve　17

I

inflammation of mouth floor　152

K

Kirschner's wire　175, 179

L

Le-Fort の分類　174
leukemia　106
leukoplakia　66, 99, 129
lichen planus　127
lip biopsy　55
luxation of tooth　112

M

mandibule　8
mandibular torus　116
maxilla　5
MCH　53
MCHC　53
MCV　52
median rhomboid glossitis　50
melanin pigmentation　76
Melkersson-Rosenthal 症候群　46
MT 線　203
mucous cyst　34
Mycobacterium tuberculosis　70

N

Nd：YAG レーザー　33, 69, 101, 128, 137
Noonan 症候群〈一覧〉　38

O

obuturator　183
odontogenic keratocyst　182
odontogenic maxillary sinusitis　194
odontoma　184
Osler-Rendu-Weber 病〈一覧〉　74
ostitis of mandible　165
ostitis of maxilla　162

P

Paget 病〈一覧〉　191
palatal torus　142
papilloma　146

索引　227

papillomatosis　*136*
Papillon Lefèvre 症候群〈一覧〉　*38*
parulis　*90*
Patrick trigger zone　*211*
Peptococcus　*91*
Peptostreptococcus　*91*
pericoronitis of wisdom tooth　*120*
Peutz-Jeghers 症候群　*32, 77*
Pierre Robin 症候群〈一覧〉　*38*
Pindborg 腫瘍〈一覧〉　*182*
Plummer-Vinson 症候群　*42, 52*
postoperative maxillary cyst　*197*
primordial cyst　*180*
Propionibacterium acnes　*168*

R

radicular cyst　*122*
Ramsay Hunt's syndrome　*217*
ranula　*158*
RBC　*52*
recurrent aphta　*28, 40, 82*
red halo　*28, 40, 82*
retention cyst　*34, 200*
RI アンギオグラフィー　*65*
Romberg 病〈一覧〉　*191*

S

saucerization　*169*
scalene node　*14*
Shirmer テスト　*55*
sialolithiasis of submandibular gland　*156*
Sjögren 症候群　*27, 42, 53, 54*
speckled type　*67, 100, 128, 129*
Staphylococcus aureus　*91*
Stenon 管　*22*
Stevens-Johnson 症候群〈一覧〉　*38*

Sturge-Weber 症候群〈一覧〉　*38*
suspension 固定　*175*

T

temporomandibular joint　*10*
TNM 分類　*12, 21*
TPHA　*85, 135*
Treacher Collins 症候群〈一覧〉　*38*
trigeminal nerve　*14*
trigeminal neuralgia　*211*
trigger zone　*211*
trocar　*179*
tuberculosis of tongue　*70*
Turner 症候群〈一覧〉　*38*

V

Valleix の圧痛点　*211*
varicella-zoster virus　*25*
VB_{12} 欠乏　*42, 53*
Veillonella　*91*

W

Waters 投影法　*174, 195, 197, 203*
Wharton 管　*22*
WHO 分類
　, エナメル上皮腫　*187*
　, 歯原性腫瘍〈一覧〉　*188*
　, 歯原性嚢胞〈一覧〉　*192*

X

Xerostomia　*54*

Y

YAG レーザー
　→ Nd：YAG レーザー
　→ Er：YAG レーザー

著者略歴

堀越　勝（ほりこし　まさる）
1943 年　東京都に生まれる
1969 年　東京医科歯科大学歯学部卒業
1973 年　東京医科歯科大学大学院修了
　　　　　歯学博士
　　　　　東京医科歯科大学歯学部助手
1984 年　日本口腔外科学会認定医
1985 年　日本口腔外科学会指導医
1992 年　東京医科歯科大学歯学部非常勤講師
　　　　　凸版印刷診療所勤務

木村義孝（きむら　よしたか）
1942 年　弘前市に生まれる
1970 年　東京医科歯科大学歯学部卒業
1971 年　東京医科歯科大学歯学部専攻生修了
1973 年　東京医科歯科大学歯学部副手
1977 年　昭和大学歯学部講師
1978 年　歯学博士（東京医科歯科大学）
1981 年　昭和大学歯学部助教授
1995 年　奥羽大学歯学部教授
1999 年　昭和大学歯学部非常勤講師

＜検印廃止＞

日常歯科診療における **口腔病変の診断と治療**
―部位別記載による即時対応マニュアル―

1996 年 9 月 11 日	第 1 版第 1 刷	発行
1998 年 3 月 20 日	第 1 版第 2 刷	発行
2000 年 9 月 10 日	第 1 版第 3 刷	発行
2003 年 12 月 10 日	第 2 版第 1 刷	発行

著　者　堀　越　　　勝
　　　　木　村　義　孝
発行者　木　村　勝　子
印　刷
製　本　株式会社教文堂

―――――― 発　行　所 ――――――

株式会社 学建書院

〒113-0033　東京都文京区本郷 2-13-13（本郷七番館）
TEL（03）3816-3888　FAX（03）3814-6679
http://www.gakkenshoin.co.jp

©Masaru Horikoshi, et al., 1996.（乱丁・落丁はお取り替えいたします）

『日常歯科診療における口腔病変の診断と治療』の姉妹編

日常歯科診療における**外来手術**
－即時対応マニュアル－

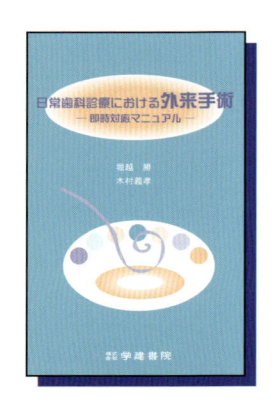

著　東京医科歯科大学歯学部非常勤講師　　堀越　勝
　　昭和大学歯学部非常勤講師　　　　　　木村義孝
A5変型判　カラー　140頁　定価(本体5,200円+税)
ISBN4-7624-0603-1

　抜歯をはじめ，補綴前外科，歯の移植，歯周病の手術，唾石の摘出など日常の歯科外来において頻繁に行われる口腔外科的手術の基本原理と手技をコンパクトサイズに収めた，今までにない手術書．手術の円滑性や手術結果を左右するキーポイントはカラーのステップ写真とわかりやすいイラストを豊富に用いてとくに詳説．多忙な開業医，病院勤務医にとって日々の臨床の視野が格段と広がる必携の1冊．

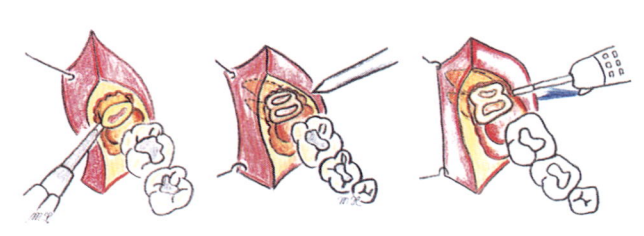

主要目次

- 1　浸潤麻酔と伝達麻酔
- 2　抜　歯
- ・抜歯の原理
- ・C4(残根)の難抜歯
- ・根間中隔の除去
- ・上顎智歯の難抜歯
- ・上顎埋伏智歯の抜歯
- ・下顎智歯の難抜歯
- ・下顎埋伏智歯の抜歯
- ・正中過剰埋伏歯の抜歯
- ・上顎埋伏犬歯の抜歯
- ・抜歯後出血の処置
- 3　歯根端切除および嚢胞摘出術
- 4　嚢胞の開窓術
- ・歯原性嚢胞の開窓術
- ・ガマ腫(ラヌーラ)の開窓術
- 5　補綴前外科手術
- ・上歯槽骨隆起(外骨症)の切除
- ・下顎隆起(外骨症)の切除
- ・口蓋隆起(外骨症)の切除
- ・残根歯歯肉縁下齲蝕に対する歯肉切除
- ・義歯性線維症(義歯性線維腫)の切除
- ・フラビーガム(コンニャク状歯肉)の切除
- ・ヘミセクション
- ・頬小帯伸展術
- 6　歯周病の手術
- 7　歯肉膿瘍切開
- 8　エプーリスの切除
- 9　歯槽骨骨折の治療
- 10　歯の移植
- 11　貯留嚢胞(粘液嚢胞)の摘出
- 12　舌小帯，上唇小帯の伸展術
- 13　ポリープの切除
- ・口唇ポリープの切除
- ・口蓋ポリープの切除
- 14　白板症の切除
- ・舌白板症の切除
- ・歯肉白板症の切除
- 15　顎下腺管(ワルトン管)内唾石の摘出
- 16　上顎洞内迷入歯根の摘出
- 17　口腔上顎洞瘻閉鎖術